Ro 11,00
5AV

4598162536

O poder medicinal do COCO e do óleo de coco extra virgem

Este livro é uma obra de consulta e esclarecimento. As receitas e técnicas aqui descritas têm o objetivo de complementar – e não substituir – o tratamento ou cuidados médicos. As informações aqui contidas não devem ser usadas para tratar uma doença grave sem prévia consulta médica.

Dr. Marcio Bontempo

O poder medicinal do COCO e do óleo de coco extra virgem

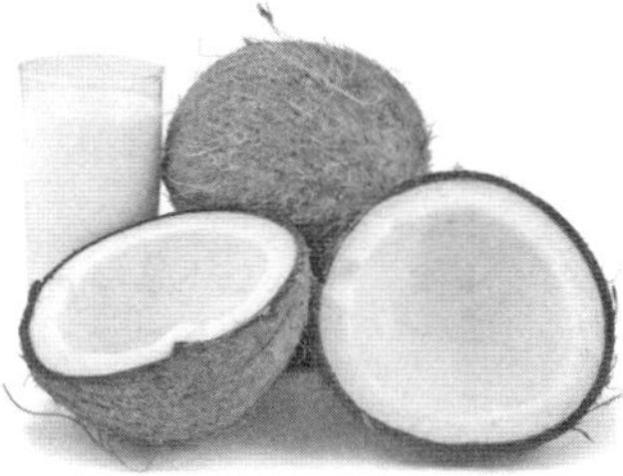

São Paulo
2008

EDITORA ALAÚDE

1ª edição em agosto de 2008 - Impresso no Brasil - EGB

***Publisher*:** Antonio Cestaro
Editora: Alessandra J. Gelman Ruiz
Capa: Walter Cesar Godoy
Editoração eletrônica: Vivian Vigar
Revisão: Marcela Roncalli

Dados Internacionais de Catalogação na Publicação (CIP)
(Câmara Brasileira do Livro, SP, Brasil)

Bontempo, Marcio
O poder medicinal do coco e do óleo de coco extra virgem / Marcio Bontempo. -- São Paulo : Alaúde Editorial, 2008.

1. Coco como alimento 2. Coco - Uso terapêutico 3. Natureza - Poder de cura 4. Naturopatia 5. Óleo de coco como alimento 6. Óleo de coco - Uso terapêutico I. Título.

08-07087 CDD-615.535

Índices para catálogo sistemático:
1. Coco : Alimento natural : Promoção da saúde : Medicina natural 615.535
2. Óleo de coco : Alimento natural : Promoção da saúde : Medicina natural 615.535

ISBN 978-85-98497-95-2

Alaúde Editorial Ltda.
R. Hildebrando Thomaz de Carvalho, 60
CEP 04012-120 - São Paulo - SP
Telefax: (11) 5572-9474 / 5579-6757
alaude@alaude.com.br
www.alaude.com.br

SUMÁRIO

INTRODUÇÃO

O coco é a fruta símbolo da paradisíaca vida nos trópicos. Não há paisagem pintada de praias e ilhas ensolaradas que não apresente os singelos e convidativos coqueiros, cujo fruto faz parte da dieta e da medicina dos alegres e saudáveis povos dos países tropicais.

O coco talvez seja o produto da natureza que mais se aproxima do ensinamento de Hipócrates, o pai da Medicina, segundo o qual devemos fazer do alimento o nosso medicamento. Sim, pois essa fruta tem grandes efeitos medicinais e, ao mesmo tempo, é um alimento praticamente completo. Conforme será mostrado adiante, o coco possui uma grande quantidade de nutrientes fundamentais, bem como componentes promotores de saúde, tanto quanto preventivos de doenças.

Incluímos com destaque neste livro o óleo de coco extra virgem, por esse produto ser considerado o mais recente dos alimentos funcionais, por seu conteúdo rico em nutracêuticos, ou componentes ativos medicinais, conforme será visto adiante. A razão da inclusão destacada desse produto será facilmente compreendida de agora em diante, pois, atualmente, o óleo de coco está reaparecendo como um importantíssimo recurso para o resgate da saúde e para a prevenção de várias doenças degenerativas, dentre elas (e das que mais matam) as enfermidades cardiovasculares.

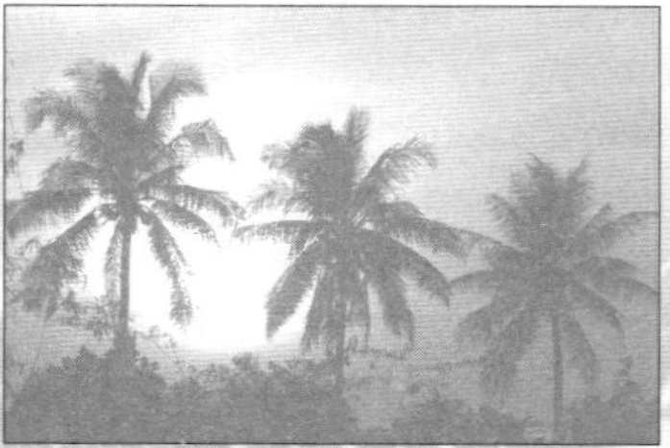

CAPÍTULO I

O COCO E O COQUEIRO

O que são cocos?

Cocos são frutos secos da planta da família botânica das palmeiras. Há diversos tipos de palmeiras e de cocos, principalmente na Mata Atlântica brasileira, sendo que as maiores culturas concentram-se na região Nordeste e no Estado do Pará. O chamado coco-da-baía é o fruto do coqueiro, cujo nome científico é *Cocos nucifera,* e é um membro da família *Arecaceae*, ou das palmeiras. É a única espécie classificada no gênero *Cocos*. Esse coqueiro é uma árvore que pode crescer até 30 metros de altura, e que tem folhas pinadas de três a seis metros de comprimento. Há também variedades anãs, que não ultrapassam três metros. Suas folhas caem completamente, deixando o tronco pelado.

Outras espécies de cocos conhecidas no Brasil são o babaçu, o catolé, o ouricuri (pequeno fruto típico da Mata Atlântica), o murumuru, o tucumã (ou tucum), o palmiste, o coquinho (variedade bem menor que o coco-da-baía, porém com água na polpa em estágios iniciais).

Em Botânica, o coco é um fruto seco classificado como drupa fibrosa. A casca, ou mesocarpo, é fibrosa, e tem um endocarpo lenhoso (caroço) duro, com três poros de germinação, visíveis na superfície exterior quando a casca é removida. É através de um desses poros que a raiz emerge quando ocorre a germinação. Os cocos geralmente contêm uma parte central sólida e outra líquida.

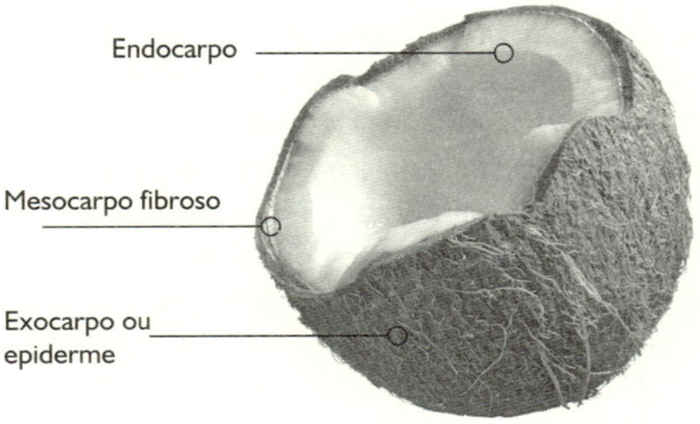

Uma planta de muitos usos

Em muitos países e culturas, o coqueiro é considerado como a "árvore da vida" por causa de seus múltiplos usos, principalmente como uma rica fonte de alimento, mas útil também em várias outras áreas, como habitação, indústria de móveis, fabricação de cosméticos, margarinas, sabões, fibras, artesanato, etc.

Além de sua importância no paisagismo, a planta toda tem aproveitamento: desde as raízes, a inflorescência, as folhas, o palmito, e, principalmente, o fruto, que gera mais de cem produtos ou subprodutos. A fibra, a copra, a farinha de coco e o óleo de coco são produtos de uso generalizado, e para seu preparo torna-se necessária a criação de agroindústrias. Esses produtos são os que mais se destacam na exploração do coqueiro.

O coqueiro tem um alto rendimento, produzindo, em média, 75 cocos por ano, o que tem considerável valor econômico. Todas as partes da planta são úteis, inclusive as raízes, que servem como adubo. A seguir, descrevemos os usos das principais partes do coqueiro.

O fruto

É a parte mais expressiva do endocarpo, a polpa interna branca e gordurosa, usada como alimento, tanto fresca quanto seca. Com a polpa se faz o leite de coco, que tem aproximadamente 17% de gordura, e que é produzido pelo processamento do coco ralado com água quente, método que extrai o óleo e os compostos aromáticos. A polpa do coco é também utilizada na fabricação do conhecido "sabão de coco". O óleo de coco é usado tanto na Medicina quanto na cosmética.

A parte líquida da cavidade interna do fruto contém a "água de coco", que é hidratante, rica em minerais e açúcares, e é usada como uma bebida refrescante. A composição da água do coco é semelhante à do plasma sanguíneo, e é conhecida por ter sido usada como um líquido endovenoso de hidratação quando há falta de líquido próprio para transfusão de sangue. Sobre isso, veja mais detalhes adiante. A água do coco tem teores elevados de potássio, cloreto e cálcio.

A casca fibrosa do coco verde é usada na indústria para a retirada de taninos e como bom adubo. A casca dura do coco seco é usada na produção de artesanato, como recipiente fechado para bebidas (cachaça, por exemplo), ou como cuia, quando serrada ao meio. A casca e a fibra do coco podem ser usadas para combustível, e são uma fonte boa do carvão de lenha. A fibra extraída da casca é usada em estofamentos de veículos, enchimento de colchões, tapeçaria e na confecção de pincéis.

As flores

Os botões da ponta das plantas adultas são comestíveis e são conhecidos como "cabaço de coco", embora sua colheita mate a árvore. O líquido obtido da incisão da base das inflorescências do coqueiro forma uma bebida conhecida em inglês como *toddy*, como *tuba* nas Filipinas, e *sura* em Moçambique. As flores do coqueiro possuem grande valor medicinal para os nativos de Kerala, Estado da costa de Malabar, na Índia, onde são usadas em diversos preparados, mas especialmente para fazer um tipo de pudim. Nas casas da região, esse prato é preparado quando qualquer coqueiro é cortado, e tem a fama de ser um bom remédio para dores lombares. Em Kerala e na região próxima, tradicionalmente se prepara esse prato com as flores do coqueiro, chamado *Pookkula lehyam*, que é tomado por mulheres logo após o parto para a recuperação do útero, para reduzir o sangramento e para a restauração das forças do organismo. O suco é preparado pelos membros da família por meio da prensagem das flores do coqueiro em um pilão de madeira; é muito eficaz e produz resultados instantâneos, inclusive como vitalizante em qualquer situação de fraqueza.

O tronco

O interior da ponta do coqueiro é o conhecido palmito, que também é chamado de coração-da-palma. Infelizmente, sua retirada mata a árvore. O restante do tronco fornece madeira para construção e para fazer alguns tipos de jangadas.

Os havaianos usam o tronco oco do coqueiro para dar forma a um cilindro que pode servir como recipiente, ou mesmo para fazer canoas pequenas.

As folhas

As folhas fornecem materiais para cestas e palha de telhado, e servem ainda para artesanato.

Origem do nome

O termo "coco" foi estabelecido pelos portugueses já na viagem de Vasco da Gama à Índia, em Malabar, a partir da associação da aparência do fruto, visto da extremidade em que o endocarpo forma os três poros de germinação, com a face de um monstro imaginário. O "coco", do folclore português, assusta as crianças, assim como a "cuca", o "bicho papão", o "ogro", etc., conforme conta o historiador João de Barros em seu livro *Décadas da Ásia*, de 1563:

"Essa casca per onde aquele pomo recebe o nutrimento vegetável, que é pelo pé, tem uma maneira aguda, que quere semelhar o nariz posto entre dous olhos redondos, per onde ele lança os grelos, quando quere nascer; por razão da qual figura, os nossos lhe chamaram coco, nome imposto pelas mulheres a qualquer coisa com que querem fazer medo às crianças, o qual nome assí lhe ficou, que ninguém lhe sabe outro."

No entendimento da semelhança do coco com monstros que povoam o mundo psíquico infantil, comungam Gonçalves Viana, Xavier Fernandes e José Pedro Machado. Já Cândido de Figueiredo acredita que a palavra "coco" tenha origem do latim *concha*, que teria resultado no português *conca*, ou seja, tigela de madeira, espécie de malga, e também *cunca, cunco*, ou mesmo *conco*.

Já Garcia de Orta, no *Colóquio XVI*, dá outra versão da origem do nome da fruta:

> "...*e nós, portugueses, por ter aqueles buracos, lhe pusemos o nome de coquo, porque parece rosto de bugio ou de outro animal*".

Essa menção de Garcia de Orta sobre a semelhança com a "face" do coco com a face do macaco ajuda igualmente a compreensão da origem da palavra, uma vez que os macacos despertam a curiosidade e o riso nas crianças. Também Tomé Lopes, em sua descrição do contato com nativos brasileiros, em 1502, escreve:

> "*Vierão três delles ter comnosco em sua almadia, com hum presente de figos e cocos*".

Do português, o termo passou ao espanhol, ao francês, ao inglês e a outros idiomas. Na língua espanhola, "coco" significa "cara de macaco", uma vez que o coco, com seus três "olhos" e suas fibras, quando seco lembra um macaco. Já "nucifera", parte do nome científico do coco, vem do latim e significa "castanha peluda".

O nome do coco em alguns idiomas:

Alemão – *Kokosnuss*
Espanhol – *Coco*
Esperanto – *Kokoso*
Filipino – *Buko, butong (visayan), niyog* ou *lubi*
Francês – *Noix de coco*
Havaiano – *Niu*
Hindi – *Khopra*
Indonésio – *Kelapa, Klopo* ou *Kerambil*
Inglês – *Coconut*
Italiano – *Cocco*
Japonês – *Kokoyashi no mi*
Países africanos – *Ununu, utangule, usumba, kisamli, joya, shata, kidaka, kitale* e outros.
Sânscrito – *Kalpa vriksha* ("a árvore que fornece todas as necessidades da vida")
Somali – *Qumbe*
Tailandês – *Look ma-praao* ou *ma-phrao*
Tcheco – *Kokosovy' ooche*
Vietnamita – *Tra'i du'a*

Origem da planta

As origens do coco não são bem definidas. Alguns botânicos pesquisadores apontam o sudeste asiático peninsular como o local de sua origem, enquanto outros afirmam ser o nordeste da América do Sul. Há registros fósseis na Nova Zelândia que indicam a existência de pequenas plantas similares ao coqueiro de mais de 15 milhões de anos. Fósseis ainda mais antigos foram também descobertos no Rajastão, na Índia.

Para alguns estudiosos da Polinésia, o coqueiro teria alcançado a costa do Pacífico no Panamá vindo por meio das correntes oceânicas que trouxeram os frutos. Qualquer que tenha sido sua origem, o coco espalhou-se pelos trópicos ao longo da linha costeira, principalmente porque o fruto é pouco denso e é capaz de flutuar, permitindo que a planta se espalhe pelas correntes marinhas por longas distâncias. Ademais, a palmeira do coco cresce em solos arenosos e salinos nas áreas com luz solar abundante e chuvas regulares, facilitando a colonização em praias e costas.

Há registros de que cocos foram encontrados no Mar do Norte, que teriam sido transportados pelo mar, e que germinaram quando submetidos a condições apropriadas. Já nas ilhas do Havaí, o coco é considerado como introdução, trazida primeiramente às ilhas há muito tempo por viajantes polinésios de sua terra natal no sul do Pacífico. No Brasil, apesar de haver variedades de palmeiras com cocos, cujas sementes podem ter sido trazidas há milhares de anos pelas correntes marinhas, existem relatos de que o coqueiro gigante teria sido introduzido por colonizadores portugueses, em 1553, sendo que as primeiras matrizes, procedentes da ilha de Cabo Verde, foram distribuídas pelo litoral da Bahia; daí a denominação original de *coco-da-baía*.

Em sua carta ao rei de Portugal, o escrivão de Cabral, Pero Vaz de Caminha, descreveu que as belezas da Terra de Vera Cruz eram próprias do paraíso na Terra. Inebriado com a vegetação luxuriante, Caminha descreve muitas plantas, como arvoredos frondosos, bromélias multicores, palmitos, etc., mas nada sobre coqueiros.

O coco, no entanto, parece-se com uma fruta própria e originária do Brasil. Ele se propagou tanto no solo nordestino que parece ter nascido junto com o povo brasileiro. Os coqueiros dispersaram-se pela costa, multiplicaram-se e dominaram a paisagem. No fim do século XVI, o cronista Gabriel Soares de Souza já escrevia em seu livro *Tratado Descritivo do Brasil*, em 1587: "*As palmeiras que dão cocos se dão muito bem na Bahia, melhor que na Índia. Bastou chegarem e logo encheram a terra*".

Existe uma curiosa lenda da Indonésia sobre a origem do coco que conta que Hainuwele é uma menina que surge da folha do coqueiro e que, ao ser enterrada viva, dá origem a todas as plantas alimentícias existentes.

O coco e o óleo de coco são muito respeitados na Índia. Na Medicina ayurvédica há documentos e tratados que datam 1500 a.C. e que mencionam o uso terapêutico do óleo tanto para os problemas do corpo quanto para os da mente e do espírito. Exploradores pioneiros do Oriente, inclusive o famoso capitão Cook, deixaram interessantes relatos, impressionados com a beleza da pele dos nativos das comunidades do Pacífico, nas quais o óleo de coco fazia parte integral de seus hábitos alimentares.

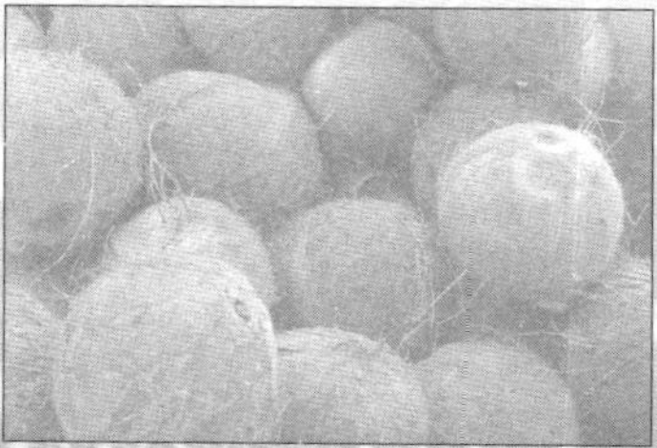

CAPÍTULO II

A PRODUÇÃO MUNDIAL DO COCO

No mundo, os coqueiros são cultivados em sua maioria por pequenos agricultores da Ásia, África, América Latina e Pacífico. O coqueiro típico de clima tropical é cultivado em aproximadamente cem países. Os maiores produtores mundiais são Filipinas, Indonésia e Índia. O Brasil, apesar de sua fama de país tropical, com mais de 6 mil praias destacadas, é o quarto produtor mundial de coco.

Segundo a *Food and Agriculture Organization* (FAO), a organização para a alimentação e agricultura da ONU, o cultivo mundial do coqueiro registrou acréscimo tanto em produção quanto em área colhida na última década do século XX. Em 1995, a produção mundial foi de 48,9 milhões de toneladas, em uma área colhida de 10,6 milhões de hectares, enquanto no ano de 2004 a produção foi de aproximadamente 53,5 milhões de toneladas, em uma área colhida de 10,7 milhões de hectares, representando um incremento de 9,4% na produção e de apenas cerca de 1% na área colhida.

Os principais países produtores de coco e suas respectivas áreas colhidas, no ano de 2005, estão apresentados na tabela a seguir, em que se observa que a Indonésia é o maior produtor mundial, seguido por Filipinas e Índia. O Brasil vem em quarto lugar, com uma produção pouco superior a 3 milhões de toneladas, em uma área colhida de 280,8 mil hectares (FAO, 2006).

Principais produtores mundiais de coco em 2005

País	Produção (t)	Área colhida (ha)
Indonésia	16.300.000	2.670.000
Filipinas	14.500.000	3.300.000
Índia	9.500.000	1.860.000
Brasil	3.033.830	280.859
Sri Lanka	1.950.000	447.000
Tailândia	1.500.000	343.000
México	959.000	148.000
Vietnã	940.000	147.000
Malásia	710.000	179.000
Papua Nova Guiné	650.000	180.000
Outros	4.994.694	1.270.997
Mundo	55.037.524	10.825.856

Fonte: FAO, 2006

É curioso que, embora o cultivo do coqueiro esteja presente em quase cem países, os dez principais produtores representam mais de 90% da produção mundial. A Indonésia e as Filipinas respondem por mais de 55%, e o Brasil, por 6% da produção mundial de coco.

O cultivo do coco no Brasil

O Brasil possui dois tipos principais de coqueiros que produzem coco-da-baía: o gigante e o anão, este último de dimensões menores, que produz um fruto ligeiramente menor. Do plantio de coqueiros no país, aproximadamente 70% são da variedade gigante e 20% da anã. O restante é composto de híbridos originados de cruzamentos. O coco anão ainda possui três tipos: verde, vermelho e amarelo, mas apenas o verde é explorado para a produção de água. O coqueiro-gigante, que atinge, em média, 18 metros de altura, está no Brasil desde o século XVI, enquanto o anão, que pode atingir dez metros de altura, chegou nos anos 1920.

No Brasil, a cultura do coqueiro do tipo gigante chegou, possivelmente, com a colonização portuguesa a partir de 1553, talvez por intermédio de frutos trazidas da ilha de Cabo Verde, que, por sua vez, foram originados de plantações indianas introduzidas na África. Já a variedade anã foi introduzida em 1921 no Brasil, por Artur Neiva e Miguel Calmon, quando retornavam de uma viagem ao Oriente, motivados pela boa produção e pela facilidade de colheita dos frutos. A cultura do coco adaptou-se bem no litoral brasileiro, sendo o coco encontrado abundantemente desde o Maranhão até o Espírito Santo, Rio de Janeiro e São Paulo.

Com base nos dados da *Agrianual* de 2006, o Brasil, como produtor de coco, é o líder na América do Sul, tendo alcançado um crescimento de até 140% no período de 1973 a 1991. Em 1995, a produção foi de 949,4 milhões de frutos em uma área colhida de 237 mil hectares, enquanto em 2004 a produção foi cerca de 1,9 bilhão de frutos em uma área colhida de 274 mil hectares. A produção e a área colhida de cocos no Brasil, no período de 2000 a 2005, pode ser observada na tabela a seguir. Entre os anos de 2002 e 2005, a produção manteve-se estável, porém houve variação da área colhida. Em 2005, a área colhida deve ultrapassar a 276 mil hectares, com uma produção estimada próxima aos 2 bilhões de frutos.

Quanto ao coqueiro gigante, nos principais Estados brasileiros produtores (ver tabela), a Bahia é o líder, representando 35,2% da produção nacional, com produtividade de 8.963,70 frutos/hectare, enquanto os Estados do Espírito Santo e Rio de Janeiro apresentaram produtividades de mais de 13 mil frutos/

hectares. A produtividade brasileira, em 2005, foi de 7.222,67 frutos por hectare, considerada baixa, quando comparada com os Estados com maior rendimento. O menor rendimento foi o do Rio Grande do Norte, com 2.677,62 frutos por hectare.

Produção de coco no Brasil entre 2002 e 2005

Estado	**Produção** (frutos)	**Área colhida** (ha)	**Produtividade** (frutos/ha)
Bahia	703.767	78.513	8.963,70
Pará	243.418	23.825	10.219,91
Ceará	237.816	40.451	5.879,11
Pernambuco	187.393	15.185	12.340,66
Espírito Santo	163.262	11.912	13.705,67
Sergipe	124.487	39.357	3.163,02
Rio G. do Norte	81.515	30.443	2.677,62
Rio de Janeiro	70.776	5.303	13.346,41
Paraíba	70.067	12.136	5.773,48
Alagoas	54.000	13.500	4.000.000
Outros	62.959	6.206	10.144,86
Brasil	1.999.460	276.831	7.222,67

Fonte: Agrianual, 2006

A produtividade observada nos Estados do Espírito Santo e Rio de Janeiro deve-se à ampliação das áreas cultivadas a partir da década de 1990 com a inclusão do coqueiro anão verde, adotando-se maior nível tecnológico de manejo, como, por exemplo, adubação, irrigação e controle sanitário.

Atualmente, o Brasil possui cerca de 90 mil hectares plantados com a cultura do coqueiro anão. O maior produtor é o Estado do Espírito Santo, com aproximadamente 14 mil hectares. A Bahia está em segundo lugar, com aproximadamente 12 mil hectares, e o Ceará está em terceiro, com 5 mil hectares. O Estado de São Paulo vem, nos últimos anos, substituindo as tradicionais culturas de café e laranja por coqueiro anão, com maior foco na produção da água de coco.

Produção total de coco no Brasil (por Estado)

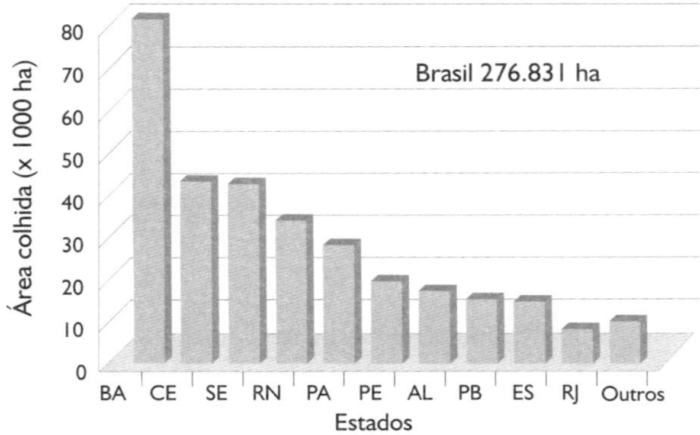

Fonte: Agrianual, 2006

A produção da água de coco

A água de coco envasada é hoje facilmente encontrada no comércio na forma congelada e refrigerada. A primeira exportação de cocos verdes *in natura* para a Europa (Itália e Inglaterra) foi realizada nos meses de agosto e setembro de 1999, o que deixou os produtores do vale do São Francisco bastantes otimistas quanto ao futuro. O coco verde em temperatura de 12°C pode ser armazenado por um período de 28 dias, sem deformação da casca nem perda da qualidade da água. Os produtores pretendem entrar no mercado internacional, principalmente, durante o verão do hemisfério norte, período em que a demanda interna se retrai em função do inverno.

A industrialização da água de coco em embalagens de conveniência pode ajudar a escoar cerca de 90% da produção do coco anão verde do Brasil, que está atualmente estimada em 1 bilhão e 700 milhões de frutos ao ano, o que representa cerca de 4,5% do plantio mundial. Mesmo com o aumento no consumo do produto, grande parte da produção ainda se perde no campo, segundo os observadores.

A participação das regiões brasileiras na produção de água de coco no ano de 2005 revelou que o Nordeste produziu 74% do total, seguido pelo Sudeste, com 13,8% e Norte com 12,2%. A área colhida ficou distribuída em 84,2% para o Nordeste, 8,6% para o Norte e 7,2% para o Sudeste.

CAPÍTULO III

PECULIARIDADES DO COCO

A casca do coco é espessa, composta basicamente de fibras, que têm a função de proteger o embrião. O coco se desenvolve a partir de seu embrião ou semente, uma estrutura de cerca de um centímetro situada na parte branca da polpa, que germina em contato com a terra e com a umidade. A polpa, ou parte carnosa do coco, forma-se a partir da água que surge primeiro dentro de uma cápsula que se expande. Essa polpa só começa a aparecer cerca de cinco meses depois da formação da semente.

Como o coco forma a água

Com base na Botânica, dizemos que o coco tem água pela presença de um endosperma líquido, produzido pelas plantas na união dos gametas (célula sexual) feminino e masculino. No caso do coqueiro, acontece uma dupla fecundação: um gameta masculino une-se à célula ovo, ou *oosfera*, dando origem ao embrião. Então, dois gametas femininos unem-se dentro do próprio fruto, e a eles se junta outro gameta masculino. Essa fusão dá origem ao endosperma, o tecido nutritivo que envolve o embrião.

Segundo a engenheira agrônoma Maria Emília M. Estelita, da Universidade de São Paulo, no coco-da-baía, o tipo de endosperma é peculiar porque suas células originais dividem apenas seu núcleo quando começam a se multiplicar, diferentemente de outros tipos, que dividem a célula inteira. Esses núcleos que ficam soltos formam um endosperma líquido. À medida que o fruto vai amadurecendo, passa a ocorrer também a divisão do citoplasma, com formação da parede celular das células periféricas, dando origem à polpa.

Em um ano, toda a água do coco transforma-se em polpa, restando depois um soro, já incapaz de formar matéria, soro este que representa a água do coco maduro seco (rico em polpa espessa).

Curiosidades sobre o coco

Para se verificar se o coco maduro está em boas condições de consumo, deve-se bater com uma moeda na casca; se ele estiver fresco, o som será consistente; se o som for oco, indica que a fruta pode estar estragada. A água do coco diminui em quantidade quando a fruta amadurece, mas, em compensação, ela fica mais doce por causa da concentração dos carboidratos. A polpa fresca espremida resulta no leite de coco. Desidratada, pode ser conservada por muitos anos.

A casca externa do coco verde possui um tipo de cera que impermeabiliza a fruta contra a ação da água salgada ou doce, o que permite que o coco "viaje" pelos oceanos e rios sem se alterar, permanecendo germinável. O coco seco maduro, de casca dura e polpa grossa, é o fruto sem a parte fibrosa da casca. O coco é usado na maioria dos pratos culinários da Tailândia e Indonésia.

Quando o coco verde é aberto e é raspada sua polpa, aparece rapidamente uma coloração acastanhada, como resultado da ação do oxigênio (oxidação) sobre a matéria adstringente da fruta. No Brasil, o coco é fundamental na cozinha baiana, e entra na composição de pratos salgados e doces. No restante do país, é mais usado em sobremesas. O coco mais usado para fazer cocadas moles é o verde, com bastante polpa, enquanto o seco serve mais para as duras.

O coco pode ser conservado em geladeira, entre 15 dias e um mês. No Brasil, o coco é comercializado a 20 centavos de real, em média, a unidade no campo, mas nas cidades é vendido a até 2,50 reais ou mais. O coco realça o sabor dos alimentos, sendo excelente no preparo de bebidas, pratos doces e salgados, substituindo com vantagem as castanhas, amêndoas, nozes, etc., prestando-se para muitos tipos diferentes de receitas.

O coco verde encontrado em praias possui maior quantidade de líquido que o maduro seco, e tem polpa tenra. O período da safra do coco é igual no mundo inteiro, e vai de janeiro a julho. O valor nutritivo do coco varia de acordo com seu estado de maturação, apresentando, de maneira geral, bom teor de sais minerais e de fibras.

O coco e a música popular

Há uma famosa música que cita o coco, composta por Dominguinhos, denominada "Coco da Bahia":

Coco da Bahia

Dominguinhos

O coco da Bahia
Nunca foi baiano
Se você quer saber, esse
Coco é sergipano
Lá na Barra dos Coqueiros

Tem conquista bom de coco
Tira coco, bebe coco,
Come coco e faz cocada
Chega morena vamos
Coquear um pouco
E tirando esse coquinho
Assim de vagarinho
Até chegar de madrugada
Coqueiral, coqueiro, coco
Coqueiro, coco e cocada
Cocada feita de coco
Do coco e cocada
Meu coco é maduro,
Meu coco é de ouro
Meu coco é baiano
Meu coco é da pesada

A curiosa dança do coco

A dança do coco faz parte do folclore brasileiro e tem sua origem no canto de trabalhadores nos babaçuais do interior do Maranhão. É uma dança de roda cantada, com acompanhamento de pandeiros, ganzás, cuícas e das palmas dos que formam a roda. A coreografia é simples e conta com adereços, sendo que os componentes da dança carregam pequenos cocos e machadinhas, imitando os instrumentos de trabalho nos babaçuais. Os dançarinos procuram reproduzir o som de cascas de coco seco sendo batidas. Com influência africana e indígena, é uma dança de roda acompanhada de cantoria e executada em pares, fileiras ou círculos durante festas populares do litoral e do sertão nordestino. A dança recebe várias nomenclaturas diferentes, como coco-de-roda, coco-de-embolada, coco-de-praia, coco-do-sertão, coco-de-umbigada, etc. O som característico do coco vem de quatro instrumentos (ganzá, surdo, pandeiro e triângulo), mas o que marca mesmo a cadência desse ritmo é o repicar acelerado dos tamancos, sendo a sonoridade completada com palmas. Há uma versão sobre a origem dessa dança, segundo a qual ela teria surgido pela necessidade de concluir o piso das casas no interior, que antigamente era feito de barro, nos engenhos ou nas comunidades de catadores de coco.

Descoberta: água de coco com sal é um anticorrosivo

A água de coco pode ser matéria-prima para a produção de um líquido anticorrosivo. A descoberta é de Marcelo Macedo, professor de Física da Universidade Federal de Sergipe. Realizada no Laboratório de Produção e Caracterização de Materiais, a pesquisa aponta uma ampla aplicação industrial, e só a Petrobras prevê lucrar dez milhões de dólares a mais todos os anos utilizando o produto.

Macedo observou durante dois dias as transformações estruturais da água de coco depositada num copo sobre a mesa da cozinha da sua casa. Percebendo as primeiras alterações na consistência da substância, resolveu ir além e adicionou sal de cozinha ao líquido. O pesquisador fez uma solução com os ingredientes e mergulhou uma faca de aço inoxidável nela, obtendo resultado surpreendente, com a solução aderindo ao metal.

A fim de avaliar todas as possibilidades da sua descoberta, o professor levou a solução para o laboratório de Física da universidade. Lá ele pôde submeter a substância a tratamentos térmicos em altas temperaturas, até 400°C. O resultado desse teste foi a produção de um filme fino aplicável a diversos ramos da indústria. O processo produtivo dessa película foi patenteado pela Universidade Federal de Sergipe no INPI (Instituto Nacional de Propriedade Industrial).

Entre os produtos que podem ser produzidos com a película de coco destacam-se detectores de radiação, discos rígidos para computadores, baterias recarregáveis de lítio, baterias de celulares e protetores anticorrosivos. A baixa durabilidade dos filmes anticorrosivos usados atualmente impede que equipamentos tenham uma vida útil muito longa. As pesquisas preliminares já apontam que o filme a base de água de coco poderá ser até cinco vezes mais durável que o antigo.

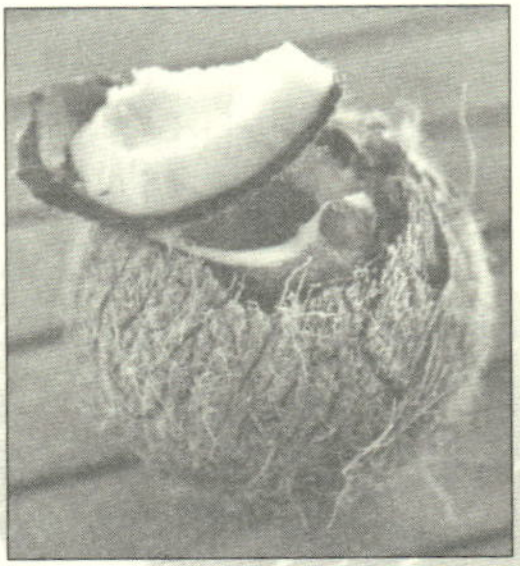

CAPÍTULO IV

AS PROPRIEDADES NUTRICIONAIS DO COCO

É de conhecimento geral que o coco é utilizado como alimento em várias partes do mundo. O coco é rico em proteínas, vitaminas, gorduras, carboidratos e sais minerais. Há regiões do planeta, como na Indonésia, onde o coco é a principal fonte de nutrientes básicos. Segundo experiências realizadas nos Estados Unidos, o coco verde possui as mesmas propriedades do leite materno. No Havaí, as mães costumam alimentar os bebês com leite de coco.

Alguns relatos apontam a grande capacidade nutricional do coco, como o que se segue:

Marinheiros norte-americanos mantiveram-se por anos numa ilha deserta do Oceano Pacífico comendo apenas cocos

O fato foi relatado em muitos jornais em todo o mundo no ano de 1951, causando surpresa. Vinte e um mariners, depois de um bombardeio japonês que afundou seu navio, ficaram à deriva no mar, agarrados a material flutuante, quando avistaram uma ilha e nela buscaram refúgio. Tratava-se de uma ilha deserta, de vegetação luxuriante, repleta de coqueiros, mas sem água potável. Os soldados permaneceram nessa ilha por seis anos, conseguindo sobreviver apenas comendo cocos e bebendo sua água (talvez um pouco de água da chuva também). Só foram encontrados seis anos depois do fim da guerra, por um avião de observação.

Quando resgatados, estavam todos em perfeitas condições nutricionais, sem carências ou deficiências. Depois de examinados por médicos, foi confirmada uma perfeita saúde, para surpresa de todos. Os marujos contaram que se alimentaram basicamente de cocos, pois não havia condições ou material próprio para pesca ou qualquer outro tipo de alimento na ilha. A conclusão dos peritos foi de que essa fruta forneceu todos os nutrientes necessários à alimentação dos homens.

Os nutrientes do coco

Ao verificarmos os componentes nutricionais do coco, podemos constatar as razões pelas quais a fruta tem a fama de ser um alimento praticamente completo. Veja as seguintes tabelas nutricionais:

Tabela nutricional da polpa do coco crua

Nutrientes	Unidade	Em 100 gramas
Água	g	46,99
Calorias	kcal	354
Proteínas	g	3,33
Lipídios totais (gordura)	g	33,49
Carboidratos (por diferença)	g	15,23
Fibras totais dietéticas	g	9
Cinzas	g	0,97
Minerais		
Cálcio	mg	14
Ferro	mg	2,43
Magnésio	mg	32
Fósforo	mg	113
Potássio	mg	356
Sódio	mg	20
Zinco	mg	1,1
Cobre	mg	0,435
Manganês	mg	1,5
Selênio	mcg	10,1
Vitaminas		
Vitamina C	mg	3,3
Tiamina	mg	0,066
Riboflavina	mg	0,02
Niacina	mg	0,54
Ácido pantotênico	mg	0,3
Vitamina B6	mg	0,054
Folato total	mcg	26
Vitamina B12	mcg	0
Lipídios		
Ácidos graxos saturados	g	29,698
Ácidos graxos monoinsaturados	g	1,425
Ácidos graxos poliinsaturados	g	0,366
Colesterol	mg	0

Fonte: USDA Nutrient Database for Standard Reference – Release 14 (Julho/2001)

Tabela nutricional da polpa do coco desidratada e tostada

Nutrientes	Unidade	Em 100 gramas
Água	g	1
Calorias	kcal	592
Proteínas	g	5,3
Lipídios totais (gordura)	g	47
Carboidratos (por diferença)	g	44,40
Fibras totais dietéticas	g	0
Cinzas	g	2,3
Minerais		
Cálcio	mg	27
Ferro	mg	3,39
Magnésio	mg	92
Fósforo	mg	211
Potássio	mg	554
Sódio	mg	37
Zinco	mg	2,05
Cobre	mg	0,812
Manganês	mg	2,801
Selênio	mcg	0
Vitaminas		
Vitamina C	mg	1,5
Tiamina	mg	0,061
Riboflavina	mg	0,102
Niacina	mg	0,616
Ácido pantotênico	mg	0,817
Vitamina B6	mg	0,306
Folato total	mcg	9
Vitamina B12	mcg	0
Lipídios		
Ácidos graxos saturados	g	41,678001
Ácidos graxos monoinsaturados	g	1,999
Ácidos graxos poliinsaturados	g	0,514
Colesterol	mg	0

Fonte: USDA Nutrient Database for Standard Reference – Release 14 (Julho/2001)

Tabela nutricional da água de coco

Nutrientes	Unidade	Em 100 gramas
Água	g	94,99
Calorias	kcal	19
Proteínas	g	0,72
Lipídios totais (gordura)	g	0,2
Carboidratos (por diferença)	g	3,71
Fibra total dietética	g	1,1
Cinzas	g	0,39
Minerais		
Cálcio	mg	24
Ferro	mg	0,29
Magnésio	mg	25
Fósforo	mg	20
Potássio	mg	250
Sódio	mg	105
Zinco	mg	0,1
Cobre	mg	0,04
Manganês	mg	0,142
Selênio	mcg	1
Vitaminas		
Vitamina C	mg	2,4
Tiamina	mg	0,03
Riboflavina	mg	0,057
Niacina	mg	0,08
Ácido pantotênico	mg	0,043
Vitamina B6	mg	0,032
Folato total	mcg	3
Vitamina B12	mcg	0
Lipídios		
Ácidos graxos saturados	g	0,176
Ácidos graxos monoinsaturados	g	0,008
Ácidos graxos poliinsaturados	g	0,002
Colesterol	mg	0

Fonte: USDA Nutrient Database for Standard Reference – Release 14 (Julho/2001)

Tabela nutricional do leite de coco cru

Nutrientes	Unidade	Em 100 gramas
Água	g	67,62
Calorias	kcal	230
Proteínas	g	2,29
Lipídios totais (gordura)	g	23,84
Carboidratos (por diferença)	g	5,54
Fibra total dietética	g	2,2
Cinzas	g	0,72
Minerais		
Cálcio	mg	16
Ferro	mg	1,64
Magnésio	mg	37
Fósforo	mg	100
Potássio	mg	263
Sódio	mg	15
Zinco	mg	0,67
Cobre	mg	0,266
Manganês	mg	0,916
Selênio	mcg	6,2
Vitaminas		
Vitamina C	mg	2,8
Tiamina	mg	0,026
Riboflavina	mg	0
Niacina	mg	0,76
Ácido pantotênico	mg	0,183
Vitamina B6	mg	0,033
Folato total	mcg	16
Vitamina B12	mcg	0
Lipídios		
Ácidos graxos saturados	g	21,14
Ácidos graxos monoinsaturados	g	1,014
Ácidos graxos poliinsaturados	g	0,261
Colesterol	mg	0

Fonte: USDA Nutrient Database for Standard Reference – Release 14 (Julho/2001)

Na análise das tabelas, percebe-se a riqueza da quantidade de elementos como fósforo, potássio, cálcio, ferro, vitamina C e vitaminas do complexo B (exceto a B12). Sendo um alimento bastante oleoso, chama a atenção a ausência de colesterol. O cuidado com o uso do coco na alimentação deve se concentrar apenas no fato de a fruta ser muito calórica, o que limita sua ingestão por parte de pessoas com dificuldade de manter o peso ideal, mas acaba sendo indicado no caso contrário, em situações em que se queira ganhar peso. Isso, porém, não significa que o coco "engorda". Apenas são necessários cuidados dietéticos e controle calórico, que se co]nsegue com os limites quantitativos individuais. Curiosamente, o coco é uma fruta oleosa, mas que contém muitos carboidratos.

Além dos nutrientes apontados, o coco contém outros importantes componentes como manitol, albumina (proteína), lignina (fibra absorvível que reduz o colesterol), ácido tartárico e várias enzimas, entre elas a catalase, a invertase e a oxidase.

Valores calóricos do coco:

- 100 gramas de coco fresco ralado possuem 266 calorias.
- 100 mililitros de água de coco possuem 22 calorias.
- 100 mililitros de leite de coco *light* possuem 110 calorias.

CAPÍTULO V

AS PROPRIEDADES MEDICINAIS DO COCO

O coco na medicina popular

Povos de várias culturas, línguas, religiões e raças, em todo o mundo e em todas as épocas, têm reverenciado o coco como um valioso recurso, tanto alimentar quanto medicinal. Onde quer que o coqueiro exista, as pessoas têm aprendido sobre sua importância. Por milhares de anos, os produtos e subprodutos do coco têm recebido o devido respeito da medicina popular. Na medicina convencional e em muitos sistemas regionais de saúde, o coco tem sido utilizado no tratamento de uma vasta variedade de problemas de saúde, incluindo os seguintes:

- Abscessos
- Amidalite

- Asma
- Bronquite
- Cálculos renais
- Cálculos da vesícula
- Calvície
- Constipação intestinal
- Desnutrição
- Disenteria
- Dor de ouvidos
- Edemas e inchaços
- Escorbuto
- Faringite
- Febre
- Gengivite
- Gonorréia
- Gripe
- Hematomas, machucaduras e contusões
- Icterícia
- Infecções da pele
- Irritação da garganta
- Menstruação dolorosa
- Menstruação irregular
- Náuseas
- Parasitoses
- Pediculose (piolhos)
- Queimaduras
- Resfriados
- Rouquidão

- Rugas
- Sarna
- Tosses
- Tuberculose
- Tumores
- Úlceras externas
- Úlceras gástricas
- Urticária
- Vermes intestinais

Um método antigo da medicina popular para forçar a saída de furúnculos é amassar a polpa de um coco bem maduro (de casca seca) num pilão grande, até formar uma massa. Aquecer essa massa em uma panela até que fique bem quente. Distribuir a massa quente num pano limpo e fino, esperar esfriar um pouco de modo a não queimar a pele e aplicar sobre o furúnculo, na maior temperatura suportável, mantendo até que o emplasto esfrie. Repetir o procedimento várias vezes ao dia. Esse recurso "amolece" o furúnculo e torna fácil a extração do núcleo, por espremedura.

Por seu alto teor em sais minerais, o coco é recomendado na medicina popular e brasileira para promover o desenvolvimento físico, além de ser largamente utilizado como remédio por suas propriedades medicinais. A polpa do coco amassada e transformada em pasta é utilizada em aplicações locais para o tratamento de hemorróidas, pois funciona como adstringente e cicatrizante. Além disso, o coco é:

Antiinflamatório – A água e a polpa agem reduzindo as inflamações.

Aperiente – A polpa estimula o apetite.

Calmante – O leite de coco atua como sedativo leve.

Depurativo do sangue – A polpa comida regularmente desintoxica o sangue.

Diurético – A água atua como estimulante da função renal.

Febrífugo – A água e o leite reduzem a febre.

Mineralizante – A polpa tem essa propriedade por seu teor mineral.

Tônico – Se usado regularmente, fortalece o organismo.

Vermífugo – O leite de coco é usado principalmente contra as solitárias (tenífugo).

O coco na medicina moderna

"O coco é um alimento subestimado na alimentação moderna. Trata-se, primariamente, de um alimento funcional. É exatamente o que o coco e seus produtos (coco desidratado e óleo de coco) são."

Dr. Arnoldo Velloso, neurologista,
geriatra e nutrólogo

A moderna ciência médica não só confirma os efeitos medicinais do coco apontados pela medicina popular e tradicional, como mostra outras aplicações na área da saúde. Diversos estudos publicados em periódicos médicos mostram que o coco, em várias de suas formas e componentes, pode produzir uma larga escala de benefícios. Alguns deles são:

- Tem efeito destrutivo em vírus causadores de influenza, herpes, sarampo, hepatite C, SARS (pneumonia asiática), AIDS e outras doenças infecciosas.
- Tem efeito destrutivo em bactérias causadoras de úlceras gástricas (entre elas a *Heliobacter pilori*), infecções da garganta, infecções urinárias, doenças gengivais e cárie dentária, pneumonia, blenorragia e outras.
- Tem efeito destrutivo em fungos e leveduras causadoras de candidíase, micoses, pé-de-atleta, frieiras, dermatoses infantis e outras infecções.
- Efeito expulsivo em parasitas, como solitárias, giárdia, piolhos e outros.
- É fonte nutricional de energia rápida para o desempenho físico de atletas.
- Incrementa a digestão e a absorção de nutrientes como vitaminas, minerais e aminoácidos.
- Incrementa a secreção de insulina e a maior utilização sanguínea da glicose.

- Recupera o estresse pancreático e estimula o sistema enzimático corporal.
- Reduz os sintomas associados à pancreatite.
- Auxilia no alívio dos sintomas e na redução dos riscos à saúde associados à diabete.
- Reduz os sintomas associados à má absorção na fibrose cística. Segundo as pesquisas, esse efeito deve-se a componentes presentes no óleo de coco (ver adiante). A fibrose cística é uma doença degenerativa, mais comum na raça caucasiana, sem causa conhecida, caracterizada pela formação excessiva de muco no aparelho respiratório, que impede que as enzimas digestivas pancreáticas atinjam a luz intestinal, prejudicando enormemente a digestão. Os sinais iniciais podem ser sudorese profusa e salgada (por retenção de sódio), cianose de extremidades ou geral, dificuldades respiratórias e outras. O resultado é a perda de peso, má nutrição, diarréia gordurosa (esteatorréia) ou obstrução intestinal. Cerca de 10% dos bebês acometidos necessitam de cirurgia imediata para restaurar o trânsito intestinal. Não há tratamento de praxe definido. Em geral, usam-se paliativos segundo os sinais clínicos observados. Hoje é o problema respiratório mais comum entre as crianças nos Estados Unidos.

- Incrementador e favorecedor da absorção de cálcio e de magnésio, o que contribui para o desenvolvimento e a boa condição dos ossos e dos dentes.
- Auxiliar na prevenção da osteopenia e da osteoporose.
- Contribui para a remissão dos sintomas associados às doenças da vesícula biliar.
- Reduz os sintomas associados à doença de Crohn, colite ulcerativa e úlceras gástricas. A doença de Crohn é uma doença crônica degenerativa, digestiva e inflamatória de repetição, que acomete mais comumente o íleo e o intestino grosso. Os sintomas podem ser dor abdominal, diarréia (com ou sem sangue), febre, perda de peso e, eventualmente, fístula anal. As doenças ocorrem em fases e crises, podendo ser completamente assintomáticas fora delas. Na fase das crises, pode haver indisposição e letargia. Em crianças e adolescentes, há dificuldade de ganho ou manutenção de peso. O fator genético é importante, sendo mais comum na raça branca, mas as causas são desconhecidas.
- Incrementa a digestão e o funcionamento intestinal.
- Reduz a dor e o incômodo provocados pela hemorróida.

- Tem ação antiinflamatória.
- Favorece a cicatrização e o reparo dos tecidos.
- Favorece o fortalecimento do sistema imunológico.
- Contribui para maior proteção contra o câncer de mama, de cólon e outros tipos de câncer.
- É salutar ao coração e aos vasos sanguíneos, favorecendo a redução do excesso de colesterol, reduzindo, conseqüentemente, os riscos de doenças cardíacas.
- Protege as artérias contra os danos que causam a aterosclerose, defendendo o coração contra enfermidades.
- Ajuda a prevenir doenças periodontais e perdas dentárias.
- Atua como antioxidante protetor dos tecidos e das células.
- Ajuda na proteção dos tecidos contra os radicais livres, responsáveis pelo envelhecimento acentuado e pela degeneração orgânica, não retirando do organismo suas reservas de antioxidantes, como os outros óleos vegetais.
- Incrementa a utilização de ácidos graxos essenciais e protege o organismo contra a oxidação.
- Contribui para a redução dos sintomas da síndrome da fadiga crônica. De acordo com pesquisas, esse efeito deve-se a componentes

presentes no óleo de coco (ver adiante). A síndrome da fadiga crônica é caracterizada por uma fadiga prolongada e debilitante, com múltiplos sintomas inespecíficos e não obrigatórios, como dor de cabeça, dor de garganta recorrente, gânglios na região cervical, sono interrompido, dores nos músculos e nas juntas e distúrbios de memória. O primeiro sinal é um profundo cansaço que aparece inesperadamente ou que evolui lentamente e de uma maneira implacável, com cansaço ou exaustão, sem causa ou razão aparente.

- Ajuda a reduzir os sintomas presentes na hiperplasia benigna da próstata (dilatação anormal da próstata, sem causas bem esclarecidas).
- Ajuda a reduzir as convulsões epilépticas.
- Contribui para a proteção contra doenças renais e infecções da vesícula biliar, favorece a dissolução e contribui para a prevenção dos cálculos renais.
- Contribui para a prevenção das doenças hepáticas.
- O óleo do coco possui menos calorias que outros óleos vegetais.
- Favorece a função da glândula tireóide.
- Tem se mostrado efetivo como alimento rico em nutracêuticos capazes de reduzir os sintomas reumáticos e da fibromialgia. Segundo as

pesquisas, esse efeito deve-se a componentes presentes no óleo de coco (ver adiante). A fibromialgia é praticamente um processo reumático, que acomete diversas áreas do corpo, principalmente pescoço, região lombar, ombros, parte superior das coxas, joelhos, cotovelos e parte superior do tórax, porém a dor pode estar presente em qualquer parte do corpo. Como características básicas, a dor e o enrijecimento são mais acentuados pela manhã, geralmente acompanhados de dor de cabeça, alterações digestivas, depressão, embotamento mental, desorientação, tonteiras, ataque de pânico. O sistema imunológico do doente é freqüentemente hipersensível a muitos fatores, tornando o indivíduo alérgico a muitos alimentos.

- Promove a perda de peso excessivo pela elevação da atividade metabólica.
- É utilizado pelo organismo preferencialmente na produção de energia, em lugar do acúmulo, como ocorre com outros lipídios e gorduras alimentares.
- Contribui para a prevenção da obesidade e dos problemas derivados do excesso de peso corporal.
- Usado topicamente, é uma barreira química e física contra o desenvolvimento de infecções

da pele, reduzindo os sintomas associados à psoríase, eczemas e dermatites.

- Mantém o equilíbrio químico da pele, suaviza a pele e ajuda a evitar a secura, a desidratação e a descamação, além de ajudar na prevenção de rugas, pés-de-galinha, manchas e sinais de envelhecimento.
- Promove a beleza e a saúde capilar.
- Promove proteção contra os efeitos danosos dos raios solares ultravioleta.
- Ajuda no tratamento e prevenção da caspa.
- Não forma produtos danosos ou subprodutos perigosos quando submetido ao calor no cozimento em temperaturas corriqueiras, como outros óleos vegetais.
- É completamente atóxico para seres humanos.
- A água e o leite de coco são apropriados nos casos de rugas.
- Uma colherada de coco pela manhã é um excelente remédio contra vermes intestinais.

Palavra de especialista

O doutor Edson Credidio, médico nutrólogo, especialista em gestão da qualidade e segurança dos alimentos pela Unicamp, coordenador do sistema *Nutrosoft*, coordenador e diretor da Associação

Brasileira de Nutrologia (ABRAN), professor de dietoterapia, membro da *International Colleges for the Advancement of Nutrition* dos Estados Unidos, aponta o seguinte, em relação aos efeitos do coco sobre a saúde:

> *"Por causa de seu conteúdo rico em sais de potássio e sódio, o coco é um alimento adequado contra arteriosclerose, sendo benéfico para os nervos, cérebro e pulmões, além de ser um bom alimento para os diabéticos."*

O soro fisiológico da natureza: água de coco

A função da água de coco é nutrir o embrião do coco durante seu desenvolvimento na germinação da semente. Por isso, sua composição é extremamente rica: possui minerais (ferro, fósforo, cálcio), vitamina C, complexo B, fito-hormônios, proteínas, lipídios e açúcares.

Além de nutritiva, refrescante e hidratante, a água de coco tem aplicações tanto na culinária quanto na medicina, sendo muito saudável. Na culinária, principalmente na alimentação natural, a água de coco é largamente empregada como substrato para a produção de sucos. Basta substituir a água comum pela água de coco, o que, inclusive, melhora o sabor dos sucos e, dependendo do teor de açúcares dessa água, reduz-se a necessidade de adoçar o preparado. A água de coco dá mais qualidade nutricional aos sucos de qualquer tipo.

De acordo com a medicina popular, do mesmo modo, preparar chás utilizando as plantas fervidas em água de coco no lugar da água comum produz resultados melhores em algumas doenças, principalmente as febris. A própria água de coco fervida e ingerida quente é um poderoso recurso contra as febres e como diurético, além de ser um vermífugo excepcional e laxante, sem contraindicações. Para esses casos, costuma-se tomar um copo de água de coco de três a quatro vezes ao dia. Se tomada quente ao se deitar, a água de coco funciona como laxante ativador dos intestinos. Deve-se usar, preferencialmente, a água de cocos mais maduros (embora ainda verdes), pois ela é um pouco mais doce.

A água de coco tem várias aplicações na terapêutica caseira. Presta-se como calmante, diurético, antitérmico, estimulante do apetite, depurativo do sangue e outros numerosos benefícios. Em muitas regiões brasileiras, a água de coco é o recurso primeiro – e eficaz – para prevenir ou mesmo tratar a desidratação. Muitos e muitos são os registros, tanto oficiais quanto populares, de crianças e idosos que foram salvos da desidratação utilizando somente a água de coco, principalmente por causa de seus teores de sódio, potássio e outros sais, com o ingrediente extra da glicose ou dos açúcares naturais.

A água de coco repõe a energia gasta na atividade física graças ao seu teor mineral, hidratando o corpo e evitando a fadiga. Pelo seu teor de potássio, auxilia na contração dos músculos na hora dos exercícios e combate as câibras. Por conter cálcio, sódio, magnésio e fósforo, é considerada um excelente isotônico.

Água de coco nos cálculos renais

Nos casos de cálculos renais, aconselha-se o uso abundante de água de coco, principalmente de cocos mais verdes, cujas águas não estejam ainda doces. O efeito diurético da água de coco é o principal objetivo desse procedimento. O doutor Edson Credidio diz sobre o efeito benéfico da água de coco:

> *"A água de coco é também um ótimo remédio. Pode ser empregada como diurético, por ser inofensiva e rica em sais de potássio. É também indicada nos casos de diarréia, vômitos ou mesmo desidratação. Tem grande eficácia nos casos de pressão alta, problemas cardíacos, câibras, fraqueza muscular, dores de cabeça e mal-estar. Ajuda também no crescimento infantil e no combate ao colesterol."*

Água de coco em transfusões de sangue

Poucas pessoas sabem que a água de coco pode ser transfundida diretamente na corrente sanguínea, do mesmo modo que o sangue, o soro ou o plasma. Isso é possível por dois fatos: a composição da água de coco, dependendo do grau de maturidade da fruta, é próxima à do soro (que é o plasma sem fibrinogênio), em seu teor de sais e açúcares; também porque a água de coco é estéril enquanto está dentro da fruta.

Existem diversos relatos de ocasiões, principalmente durante a Segunda Guerra Mundial, em que soldados receberam transfusões de água de coco em situações de falta de sangue, soro ou plasma. Dependendo do caso, a recuperação ocorreu sem problemas. Há um registro interessante ocorrido num hospital improvisado de campo, durante a Guerra da Coréia, que foi isolado pelas linhas inimigas, não recebendo abastecimento de suplementos, principalmente de sangue. Depois de superadas as dificuldades de acesso a esse hospital, foi grande a surpresa do pelotão com suprimentos que conseguiu chegar ao local, ao verificar que diversos feridos estavam recebendo transfusões de água de coco; no lugar do frasco de soro, figuravam orgulhosos cocos verdes pendurados, com equipos de soro introduzidos em um de seus orifícios. O relato dos médicos é que a água de coco salvou muitas vidas... Obviamente, esse procedimento só deve ser realizado em circunstâncias de absoluta impossibilidade de se obter frascos com sangue ou similares, e ser realizado por profissional experiente.

Para se obter os benefícios hidratantes e remineralizantes da água de coco, basta ingerir o líquido por via oral.

Contra-indicações do coco e da água de coco

O coco maduro é contra-indicado às pessoas com problema cardíaco e que tenham alta taxa de colesterol no sangue, mas apenas se utilizado em grande quantidade e constantemente.

O uso abundante de água de coco é contra-indicado nas mesmas situações em que se contra-indica a ingestão de água comum, ou seja, em casos de retenção hídrica aguda, anasarca, falência renal e em outras situações similares. Para casos de diabete, hipertensão ou deficiência renal, o consumo de água de coco deve ser moderado, evitando-se os excessos, por causa da quantidade de sódio, potássio e outras substâncias que podem agravar o quadro da doença. A ingestão diária normal de água de coco deve ser de um a três copos de 300 mililitros cada.

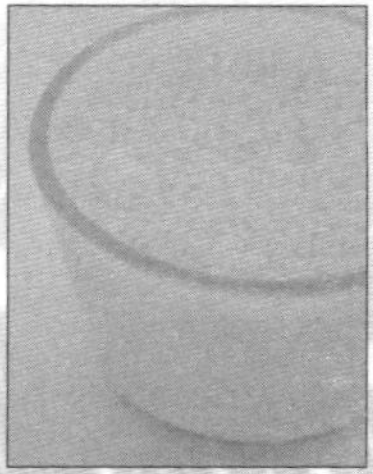

CAPÍTULO VI

O ÓLEO DO COCO

"O óleo de coco extra virgem é um ingrediente essencial na confecção do 'bolo da saúde'."

Doutor Lair Ribeiro,
médico

O óleo de coco é um derivado da massa do coco, pertencente à família dos macronutrientes denominados *lipídios*, do qual faz parte o grupo dos triglicerídeos. De um modo geral, são considerados óleos os lipídios de estrutura líquida, de origem vegetal, e as gorduras, geralmente sólidas à temperatura ambiente, em geral lipídios de origem animal. Por causa de suas características químicas, o óleo de coco tende a se apresentar líquido em temperaturas mais elevadas, geralmente superiores a 25°C, e a se solidificar em temperaturas mais baixas, chegando, inclusive, a petrificar em temperaturas abaixo de zero. Em temperatura ambiente, portanto, não é incomum, dependendo do local, o óleo de coco apresentar-se mais sólido. Por causa dessa característica, há uma tendência a chamar o óleo de coco de "gordura de coco", mas, na realidade, o termo correto é mesmo óleo.

Lipídios: óleos e gorduras

Os lipídios são triglicerídeos que apresentam em sua cadeia molecular uma combinação de duas substâncias: glicerol e ácido graxo. Sua função básica no organismo é o armazenamento de energia, mas são também precursores hormonais, e atuam na composição dos tecidos e da membrana celular, além de metabolizar vitaminas lipossolúveis e outras funções.

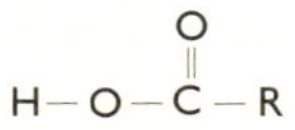

ácido graxo

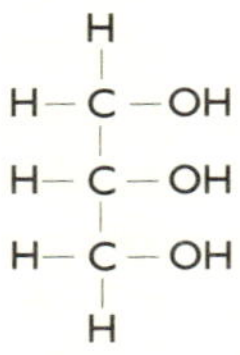

glicerol

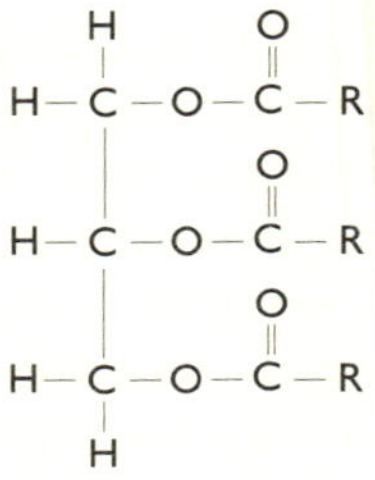

triglicerídeo

A existência ou não de duplas ligações na cadeia da molécula determina o grau de saturação do ácido graxo, que pode ser saturado (sem nenhuma dupla ligação), insaturado (com uma ou mais duplas ligações), monoinsaturado (com apenas uma dupla ligação) ou poliinsaturado (com duas ou mais duplas ligações), segundo Krummel (2000) e Katch & McArdle (1996).

Classificação quanto ao tamanho

Ácidos graxos de cadeia curta – de 4 a 8 átomos de carbono. Exemplo: gorduras de laticínios.

Ácidos graxos de cadeia média – de 8 a 12 átomos de carbono. Exemplo: óleo de coco e de palmeira.

Ácidos graxos de cadeia longa – mais de 12 átomos de carbono. Exemplo: gorduras de origem animal.

Classificação quanto à saturação

Saturados – sem ligações duplas na cadeia de carbono. Exemplo: gordura de carnes vermelhas, gordura de laticínios e óleo de coco.

Monoinsaturados – com uma dupla ligação na cadeia de carbono. Exemplo: azeite de oliva.

Poliinsaturados – com duas ou mais ligações duplas na cadeia de carbono. Exemplo: óleos de linhaça, girassol, óleo de algumas castanhas e nozes, óleo de peixe. Dentre eles há o ácido linolênico, chamado de ômega 3, e o ácido linoléico, chamado de ômega 6.

Vilão do passado ressurge como herói

A "gordura" bruta de coco foi muito utilizada no passado, sendo depois substituída na culinária com o advento dos óleos vegetais industrializados e das margarinas. Estigmatizado, o óleo de coco foi quase esquecido, principalmente depois da época em que todos os alimentos ricos em gorduras saturadas foram considerados capazes de promover a elevação do colesterol, o bloqueio das artérias e as doenças cardiovasculares. O fato também se deve à maior atenção aos óleos e ácidos graxos insaturados e poliinsaturados, tipo ômega 3 e 6, óleos de peixes, etc., considerados capazes de reduzir os índices de colesterol e triglicerídeos. Foi a época em que se difundiu a "mania antigordura".

Na década de 1970, nos Estados Unidos foi montada, pelos trustes da soja e do milho, uma poderosa máquina de marketing, com o apoio da *American Heart Association*, destinada a mudar os conceitos da dieta americana, buscando substituir as gorduras saturadas pelas poliinsaturadas. A "dieta prudente", como foi chamada a iniciativa, produz resultados assustadores até hoje. A influência desse legado de quase 50 anos mudou negativamente a dieta norte-americana e os hábitos alimentares de sociedades por todo o mundo, mesmo aquelas que ainda não haviam sido afetadas pela alimentação com base no triângulo carne-batata-leite.

A indústria americana estava tão determinada a converter sua propaganda em magníficas manchetes de saúde e de riqueza, que até mesmo as pequenas nações insulares do sul do oceano Pacífico foram convencidas pela força dessa poderosa máquina a mudar sua dieta tradicional centenária, baseada no uso de óleos tropicais saudáveis, e a importar óleos poliinsaturados de soja e de milho. Atualmente, essas populações, que eram saudáveis, apresentam elevada incidência de doenças cardíacas e taxas elevadas e ascendentes de obesidade no mesmo grau de incidência de países desenvolvidos. A situação mundial de ocorrência desses problemas ligados ao novo modelo alimentar importado dos Estados Unidos tem preocupado os governos do mundo inteiro quanto aos custos de cuidados com a saúde, das atuais e das futuras gerações.

Mas, atualmente, muitos conceitos mudaram, e as pesquisas vêm demonstrando que uma alimentação pobre em gorduras saturadas não é o caminho para a prevenção eficaz das doenças cardiovasculares, e tampouco o uso intenso de ácidos graxos insaturados e poliinsaturados.

"Uma dieta rica em óleo de coco reduz mais as variações diurnas pós-prandiais do antígeno ativador do plasminogênio tissular e das lipoproteínas, comparada a uma dieta rica em gorduras insaturadas nas mulheres."

Müller H., Lindman A.S., Blomfeldt A., Selieflot I. e Pedersen J.I.

Por uma questão de mercado e de interesses da indústria dos alimentos, a "era das gorduras hidrogenadas" anunciava as margarinas como "salvadoras" da humanidade. Hoje, ao contrário, elas são as novas vilãs, com o ressalto dos maus efeitos das gorduras *trans* saturadas, das quais as margarinas são ricas. A manteiga natural, antes uma inimiga por causa de seu teor de gorduras saturadas, emerge hoje novamente como mais saudável que as margarinas. O mesmo acontece agora com o óleo de coco, que ressurge dessa vez como um "herói". A explicação é simples. O óleo de coco é rico em ácidos graxos saturados; porém, esses ácidos são de cadeia média, e, portanto, de fácil metabolização e de baixa capacidade de oxidação, tanto no ambiente quanto no organismo. Mas é importante saber que o óleo de coco deve ser extraído a frio – o chamado óleo de coco extra virgem. Como todo óleo que passa por um processo de hidrogenação, como no caso das margarinas, também o óleo de coco, se for industrializado e muito aquecido, torna-se rico em gorduras saturadas, que prejudicam o equilíbrio entre o bom e o mau colesterol. Geralmente, os óleos vegetais são compostos basicamente de ácidos graxos de cadeia longa e armazenados no organismo como gordura corporal, diferentemente do óleo de coco, que é utilizado como energia para o metabolismo.

As margarinas e as gorduras vegetais hidrogenadas

As gorduras vegetais são obtidas pela hidrogenação industrial de óleos vegetais (que são líquidos à temperatura ambiente), formando uma estrutura de consistência mais firme. No processo de hidrogenação, átomos de hidrogênio são inseridos aleatoriamente na cadeia da molécula, até que o óleo atinja a consistência desejada. Sendo assim, a reação é incompleta, e são obtidos ácidos graxos em variados estágios de saturação, incluindo a formação de gordura *trans*. A hidrogenação dá origem a uma gordura com ponto de fusão mais elevado. Por ser sólida, ela é mais fácil de ser utilizada que o óleo vegetal.

As gorduras *trans* são formadas quando os óleos vegetais são hidrogenados ou aquecidos a altas temperaturas. Com isso, fica alterada sua forma original *cis*, que se transforma em gordura *trans*, que tende a se acumular no organismo e a favorecer numerosas doenças cardiovasculares.

A história da margarina e das gorduras vegetais (óleos solidificados) começou em 1869. O governo de Napoleão ofereceu um prêmio para quem descobrisse um produto similar à manteiga, porém a um preço mais acessível e com mais facilidade de preservação. Naquela época, a França atravessava uma grande crise econômica, e a manteiga tornava-se um produto cada vez mais caro e escasso, não suprindo o abastecimento do exército e das classes mais pobres. Após várias experiências, Hippólyte de Mége Mouriés conseguiu produzir uma nova gordura, advinda da extração de um líquido oleoso denominado "óleo margarina", que seria a base e a origem do novo produto.

A palavra margarina advém do grego "margaron" que significa "pérola", em virtude de seu aspecto perolado. A partir daí, o processo de fabricação da margarina passou por modificações. Com o surgimento da hidrogenação, e por meio de várias pesquisas e do avanços tecnológicos, o produto passou a ser fabricado em larga escala. Hoje há uma discussão entre cientistas sobre as vantagens e desvantagens do uso da margarina. Entre as vantagens, considera-se o fato de o produto não possuir colesterol, apresentar menos calorias, ser fonte de vitaminas A e E (nem todas), conter menos gordura saturada (quatro vezes menos que a manteiga) e de algumas margarinas conterem gorduras poliinsaturadas (ácidos linoléico e linolênico, considerados ácidos graxos essenciais). Entre as desvantagens, está o fato de as margarinas tenderem a provocar o aumento do LDL (o "mau" colesterol) e a diminuir o HDL (o "bom" colesterol), o que favorece o surgimento de diversas doenças cardiovasculares. Atualmente, o grande risco de uso das margarinas é a presença de gordura *trans* na maioria dos produtos, o que expõe o consumidor ao sério e comprovado risco de acúmulos desse material nas artérias (e em outras partes do organismo), elevando ainda mais o risco de doenças cardíacas e circulatórias, diabete e acidentes vasculares cerebrais.

O ressurgimento do óleo de coco na alimentação

A grande surpresa das novas constatações foi que se verificou que uma dieta rica em óleo de coco não aumenta o colesterol e nem o risco de se desenvolver doença coronariana, como se imaginava, mas, opostamente, o óleo tem a propriedade de aumentar a fração HDL do colesterol. Além disso, a gordura do coco leva à normalização dos lipídios (gorduras) corporais, protege o fígado dos efeitos do álcool e aumenta a resposta imunológica contra diversos microrganismos, sendo também benéfica no combate aos fatores de risco para doenças cardiovasculares.

Em um magazine dos Estados Unidos, na década de 1980, havia um anúncio, já na fase de questionamento da política da indústria americana de promover os óleos poliinsaturados e a margarina, em favor do óleo de coco: "*Se existisse um óleo que você pudesse usar para satisfazer suas necessidades culinárias diárias, capaz de protegê-lo de doenças cardíacas, câncer e de outras condições degenerativas, melhorar sua digestão, fortalecer seu sistema imunológico, além de ajudá-lo a perder o excesso de peso, você estaria interessado? Isso é o que o óleo de coco pode fazer por você*".

O teor de gordura saturada do óleo de coco é semelhante ao do leite humano, o que significa que ela é de fácil digestão, gera energia rapidamente e tem efeito benéfico sobre o sistema imunológico. Com esses dados pode-se constatar que o produto não é prejudicial; ao contrário, ajuda a proteger o organismo e a promover a saúde.

Veja, a seguir, o resumo da importância dos ácidos graxos saturadas no organismo, ingeridos como alimento ou como suplemento:

- Os ácidos graxos saturados constituem 50% da membrana celular, e são responsáveis pela firmeza e integridade das células.
- Desempenham importante papel no metabolismo ósseo, pois cerca de 50% das gorduras provenientes dos alimentos necessitam estar

saturadas de cálcio para serem efetivamente incorporadas à estrutura esquelética (Watkins, 1996).

- Os ácidos graxos saturados são responsáveis pela redução da Lp, uma substância que, quando presente no sangue, pode desencadear problemas cardiovasculares (Dahlen, 1998).
- Protegem o fígado de efeitos tóxicos de várias drogas, principalmente do álcool (Nanji, 1995).
- Potencializam o funcionamento do sistema imunológico (Kabara, 1986).
- São necessários para a utilização adequada dos ácidos graxos essenciais. Por exemplo, os ômega 3 são mais bem retidos nos tecidos quando a dieta é rica em ácidos graxos saurados (Garg, 1988).
- O ácido esteárico e o ácido palmítico são fundamentais para a nutrição do coração, e estão presentes na capa de gordura altamente saturada que envolve o músculo cardíaco, que é principalmente utilizada em situações estressantes (Lawson, 1989).
- Ácidos graxos saturados de curta e média cadeia apresentam importantes propriedades antimicrobianas, protegendo o trato digestivo da ação de germes patogênicos (perigosos).

Óleo de coco extra virgem: a nova vedete dos alimentos funcionais

"O óleo de coco extra virgem age neutralizando uma gama enorme de agentes infecciosos. Melhora o sistema imunológico e elimina seu estado de estresse. Por aumentar nosso metabolismo e por assim recuperarmos nossa energia plena, nos sentimos mais jovens, com capacidade de realizar nossos sonhos".

Doutor Sergio Puppin,
cardiologista e nutrólogo

Do mesmo modo que vem ocorrendo nos Estados Unidos e na Europa, temos presenciado no Brasil, nos últimos tempos, o crescimento da projeção do consumo do óleo de coco extra virgem tanto no meio da alimentação natural quanto no âmbito médico ou entre a população em geral, seja pela internet, pelos meios de comunicação ou pelo chamado sistema "boca a boca". O fato é que o produto tem sido comentado e usado, com resultados visíveis. As razões para o sucesso do óleo de coco extra virgem podem ser entendidas se conhecermos a estrutura química e a composição do produto. O óleo de coco, desde que extraído a frio, possui os seguintes ácidos, em ordem quantidade:

Ácido láurico	44 a 52%
Ácido mirístico	13 a 19%
Ácido palmítico	7,5 a 10,5%
Ácido oléico	5,8%
Ácido caprílico	5,5 a 9,5%
Ácido cáprico	4,5 a 9,5%
Ácido linoléico	1,5 a 2,5%
Ácido esteárico	1 a 3%
Ácido capróico	0,3 a 0,8%
Ácido araquídico	até 0,04%

O coco pode ser considerado um alimento funcional, porque é rico em vários componentes benéficos à saúde, denominados nutracêuticos, como os ácidos láurico, mirístico e palmítico.

Cerca de metade da gordura do coco é composta pelo ácido láurico, seu principal ácido graxo, de cadeia média. Quando o ácido láurico chega aos nossos intestinos, é quebrado pela enzima lipase e se transforma em monolaurina, um monoglicerídeo de ação antibacteriana, antiviral e antiprotozoária. Isso porque a monolaurina é absorvida pelos intestinos, vai ao sangue e destrói a membrana de lipídios que envolve os vírus, e também torna inativas bactérias, leveduras e fungos. A ação atribuída à monolaurina é a de que ela solubiliza os lipídios contidos no envoltório dos vírus, causando sua destruição. Há, assim, uma potente atividade antiviral e antibacteriana dessa substância contra vírus perigosos como o Epstein-Barr, causador da mononucleose, e de bactérias como a *Helicobacter pylori*, principal causa, atualmente, do câncer do estômago (Enig, M.; Issacs, C.E. et al. & Kabara, J.J. et al.). Além desses, vários microorganismos também sofrem a ação da monolaurina, como:

- *Candida albicans*
- Citomegalovirus
- Clamídia
- Estreptococos dos grupos A, F e G
- Giárdia
- *Helicobacter pylori*
- Herpes
- Influenza
- *Listeria monocytogenes*
- *Neisseria ghonorreae*
- *Staphylococcus aureus*
- *Streptococcus agalactiae*
- Vírus HIV

A vantagem do óleo de coco é que a monolaurina só atua contra bactérias e microrganismos patogênicos, e não afeta as bactérias da flora intestinal humana benéfica. Além do ácido láurico, em média 7% dos ácidos graxos do coco são ácido cáprico, que se transforma no organismo em monocaprina, um composto também com propriedades antimicrobianas, notadamente contra o vírus HIV, a clamídia, e contra ambos os tipos de herpes, simples e zoster.

Pesquisas científicas demonstram que o ácido láurico possui a capacidade de aumentar o sistema imunológico pela liberação de uma substância chamada interleucina (Wallace, F. A. et al), que faz a medula óssea fabricar mais células brancas de defesa (o que é bom para quem tem imunidade baixa, como pessoas com AIDS e câncer). Além disso, os óleos láuricos agem como antiinflamatórios pela inibição da síntese local de prostaglandinas (PGE2) e de interleucina 6, que são substâncias pró-inflamatórias presentes em quadros reumáticos, artrites e inflamações musculares. Ou seja, age como antiinflamatório.

Além disso, reduz o risco de câncer, regulariza o ritmo intestinal, ajuda a controlar a diabete, melhora a digestão e a absorção de nutrientes, aumenta o metabolismo, ajuda na perda de peso pela "queima" de gorduras, ajuda a prevenir a osteoporose, aumenta os níveis de energia, mantém a pele macia, e, por sua ação antioxidante, reduz o processo de envelhecimento.

De fácil absorção, os óleos láuricos não necessitam de enzimas para sua digestão e metabolismo. No fígado, rapidamente se transformam em energia, gerando calor e queimando calorias, o que leva à perda de peso. De fato, por esse efeito, o uso desses óleos têm se tornado famoso internacionalmente em dietas de emagrecimento, pois são o único tipo de gordura que, ao ser metabolizada pelo corpo, não é estocada na forma de tecido gorduroso (St-Onge, M.P. et al. & Van Wymelbeke, V. et al.).

Estudos científicos demonstraram que os óleos láuricos não aumentam os níveis de colesterol como se pensava, mas, ao contrário, balanceiam os níveis do bom colesterol (HDL) no sangue (Enig, M. & Hostmark et al. & Kaunitz e Dayrit & Awad). As pesquisas antigas com óleo de coco que mostravam o contrário haviam sido feitas com óleo de coco parcialmente hidrogenado. Portanto, os óleos láuricos reduzem a oxidação do mau colesterol (LDL) no sangue, prevenindo doenças cardiovasculares.

O óleo de coco contém uma boa quantidade de glicerol, que é importante na produção de ácidos graxos saturados ou insaturados, de acordo com as necessidades orgânicas. Ele também é rico em vitamina E, um grande agente antioxidante.

O óleo de coco extra virgem na cozinha

O óleo de coco conserva-se por longos períodos, sem necessidade de refrigeração ou da adição de produtos químicos. Os óleos vegetais, principalmente os poliinsaturados, como os de soja, milho, girassol, canola, etc., sofrem alterações químicas e físicas que geram altos níveis de gordura *trans* no processo culinário. Nisso se inclui o azeite de oliva, tido como o mais saudável por ser do tipo monoinsaturado, mas que se altera muito com o aquecimento, ocorrendo formação de ácido esteárico e outros agentes oxidados. A vantagem das gorduras saturadas, como as de coco, porco e outras, é que são as mais resistentes à oxidação e mais estáveis ao calor. Sobre essa questão, há a opinião do doutor Wilson Rondó, especialista em cirurgia vascular e medicina preventiva:

> *"Para cozinhar, não há nada melhor. É estável sob altas temperaturas, ajuda a manter o peso, diminui o colesterol, e contém os ácidos láurico e mirístico, que atuam contra infecções virais. As gorduras de cadeia média, presentes no óleo de coco, são vendidas pela indústria para emagrecimento. O óleo de coco reduz nossas necessidades de vitamina E, tem boa ação antioxidante, protege contra o câncer, contra doenças cardiovasculares e combate o envelhecimento precoce. O óleo de coco extra virgem resiste até um ano em temperatura ambiente sem ficar rançoso, enquanto os óleos insaturados rancificam-se em poucas horas, mesmo refrigerados."*

Portanto, para cozinhar, a melhor escolha é o óleo de coco. Atualmente, o óleo de coco extra virgem produzido no Brasil, por seu preço um pouco maior que os óleos vegetais, está sendo muito utilizado como um suplemento, na sua forma natural e em cápsulas, mas calcula-se que, em breve, seu custo mais reduzido permitirá ampliar seu uso culinário.

CAPÍTULO VII

ESTUDOS CIENTÍFICOS E PESQUISAS COM O ÓLEO DE COCO

O óleo de coco e as doenças cardíacas

"Está provado que gorduras saturadas como as do coco protegem as células cardíacas contra lesões."

Doutor Wilson Rondó,
especialista em cirurgia vascular
e medicina preventiva

O *Life Sciences Research Office*, mantido pela Federação das Sociedades de Biologia Experimental dos Estados Unidos, por solicitação do FDA (Food and Drug Administration), realizou um estudo sobre a gordura de coco, denominado *Health Aspects of Dietary Trans Fatty Acids*, sob a orientação da doutora Mary

Enig, do Conselho Estadual de Aconselhamento Nutricional de Maryland e do jornal do Colégio Americano de Nutrição, apresentando diversos resultados.

Num artigo publicado no *Indian Coconut Journal*, em 1995, a doutora Enig afirmou que os problemas com o óleo de coco começaram havia quatro décadas, quando pesquisadores alimentaram animais com óleo de coco hidrogenado propositadamente alterado, para torná-lo completamente destituído de qualquer ácido graxo essencial. Os animais alimentados com óleo de coco hidrogenado (sendo essa a única fonte de gordura) apresentaram naturalmente uma deficiência em ácidos graxos essenciais. Houve um aumento do colesterol no sangue. Dietas que causam uma deficiência dos ácidos graxos essenciais provocam aumento nos níveis de colesterol, assim como nos índices ateroscleróticos.

Os mesmos efeitos foram verificados com outros óleos hidrogenados como os de semente de algodão, de soja e de milho. A doutora Enig explica que isso não acontece quando animais são alimentados com óleo de coco não processado. Ela comparou os efeitos das dietas de ratos, que continham 10% de óleo de coco e 10% de óleo de girassol em proteínas distribuídas, obtendo resultados que mostraram que, em relação ao óleo de girassol, o óleo de coco produziu níveis significativamente mais baixos de beta-pré-lipoproteínas (VLDL) e significativamente mais altos de alfa-lipoproteínas (HDL).

No mesmo artigo, a doutora Enig apresenta um estudo elaborado por Awad (1981) em que ratos foram alimentados com 14% de óleo de coco natural e 14% de óleo de girassol. Segundo o autor, o óleo de girassol provocou nos tecidos dos animais um acúmulo de colesterol seis vezes maior que os animais alimentados com óleo de coco não hidrogenado. Os animais alimentados com óleo de coco regular tiveram um índice mais baixo de colesterol no fígado e em outros órgãos do corpo.

Também a autora cita um estudo epidemiológico elaborado por Kaunitz e Davrit (1992) que mostra que em sociedades em que há uma dieta rica em óleo de coco natural, não ocorre aumento dos índices de colesterol, nem das doenças coronarianas.

A doutora Enig menciona também na pesquisa de 1994, realizada por Tholstrup e colaboradores, com óleo de palmeira não hidrogenado, rico em acido láurico e contendo também ácido mirístico, em que foi encontrado aumento significativo nos níveis de colesterol HDL. O óleo de coco natural, ao provocar um aumento no HDL (o bom colesterol), ajuda na prevenção de arteriosclerose e de doenças coronarianas.

A médica conclui que o público tem sido mal informado a respeito dos óleos vegetais, tendo sido levado a acreditar que óleos tropicais (como os de coco) provocam bloqueio nas artérias e doenças cardíacas, mas ocorre exatamente o contrário. As margarinas, ricas em gorduras *trans* são as piores, além do óleo de canola, que, quando utilizado na cozinha, produz um elevado nível dessas gorduras.

O óleo de coco no tratamento da AIDS e de outras infecções virais

Em 1999, foram realizados testes na Fundação Filipina para Pesquisa e Desenvolvimento do Coco, juntamente com o Hospital São Lázaro e os Laboratórios United, que procuraram determinar se a monolaurina, o derivado do ácido láurico presente no óleo de coco, teria ação no aumento de células CD4 e na redução da carga viral nos pacientes com HIV soropositivos. Os testes, coordenados pelo doutor Eric Tayan, envolveram 15 pacientes do Hospital São Lázaro portadores de HIV nos primeiros estágios de desenvolvimento do vírus. Foram ministrados 50 ml de óleo de coco diariamente em 15 pacientes (dez mulheres e cinco homens) portadores do vírus HIV e que nunca haviam recebido nenhum tipo de tratamento anti-HIV. Os resultados apontaram um aumento dos linfócitos de defesa do corpo, o CD4 e o CD8, respectivamente, de 248 para 1.065 e de 570 para 1.671. As estatísticas finais incluíram resultados para quatro homens e dez mulheres, e mostraram que 7 (dois homens e cinco mulheres) de 14 pacientes tiveram uma redução em três meses de uso diário do óleo, enquanto 8 (três homens e cinco mulheres) sofreram redução em seis meses. Os níveis de CD4 e CD8 aumentaram em cinco pacientes, mas não mantiveram relação com a diminuição da contagem viral.

Concluiu-se que a adição de óleo de coco extra virgem na alimentação de pacientes portadores do HIV pode trazer, como benefício, a diminuição do nível da carga viral em indivíduos HIV positivos, diminuição do antígeno P24, e aumento do CD4 e/ou do CD4/CD8.

Segundo o doutor Conrado Dayrit, presidente da Academia Nacional de Ciências e Tecnologia das Filipinas, o vírus que causa a AIDS está envolvido por uma membrana gordurosa que a monolaurina pode penetrar e destruir. Nos testes, a monolaurina mostrou-se capaz de destruir essa membrana. Os testes continuaram para conhecer melhor esses mecanismos.

Segundo Mary Enig, em outro artigo publicado no *Indian Coconut Journal*, de setembro de 1995, a atividade antiviral e antimicrobiana geral da monolaurina tem sido registrada desde 1966. Assim como o doutor Conrado Dayrit, a doutora Enig confirma, em seu artigo, que a monolaurina é capaz de destruir a membrana de lipídios que envolve os vírus, bem como de tornar inativas bactérias, leveduras e fungos.

A doutora Enig também informa no mesmo artigo que a monolaurina pode ser eficaz em outras viroses, como sarampo, estomatite vesicular, herpes simples, infecção pelo citomegalovírus, influenza, pneumonovírus, e na rubéola. A substância tem ação também contra algumas bactérias, como *Listeria*, *Staphylococus aureus*, *Streptococus agalactiae*, *Streptococcus* dos grupos A, B, F e G, e em organismos grã-positivos e grã-negativos que se tornam inativos pela ação da monolaurina. Na Índia, o óleo de coco é dado a bezerros no tratamento de *Cryptosporidium*.

O óleo de coco, o câncer e as doenças infecciosas

Em 1986, Cohen e colaboradores mostraram os efeitos inibidores do óleo de coco no câncer de mama induzido quimicamente. No estudo, a pequena elevação do colesterol nos animais que ingeriram óleo de coco funcionou como protetora, enquanto que em animais que ingeriram óleo poliinsaturado (milho, girassol, etc.) houve redução do colesterol, porém a incidência de mais tumores.

Com base nessas pesquisas, o consumo regular de óleo de coco, seja na alimentação ou de modo suplementar, é indicado para pessoas com baixa resistência imunológica, como aquelas que contraem gripes facilmente, aquelas portadoras de doenças bacterianas e viróticas, como as doenças venéreas, tuberculose, pneumonia, herpes, e até mesmo em doenças degenerativas e auto-imunes, como o a fibromialgia, o lúpus, a artrite reumática, a doença de Crohn, o câncer, etc.

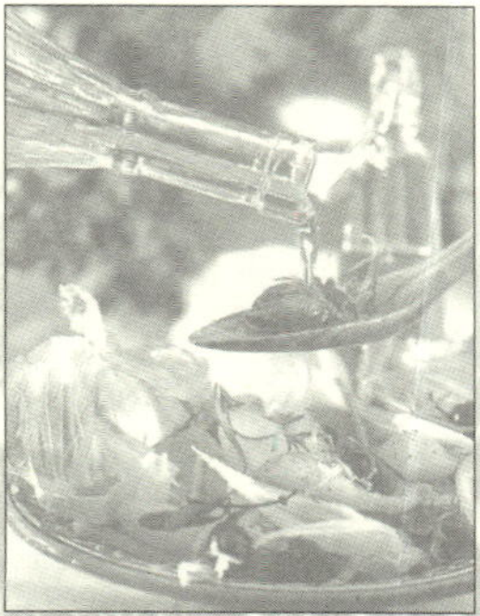

CAPÍTULO VIII

O COCO NA COSMÉTICA E NA BELEZA

"O óleo de coco é o melhor produto para remover rugas. Ele ajuda a prevenir também a flacidez e as manchas senis. A massagem com óleo de coco torna a pele suave e aveludada."

Doutor Bruce Fife,
autor de *The Healing Miracle of Coconut Oil*

O coco e seus subprodutos são largamente utilizados na cosmetologia, principalmente seu óleo. A maioria das loções e cremes comerciais é constituída predominantemente de vaselina, lanolina, parafina, água ou óleos vegetais. A maior parte delas é absorvida pela pele desidratada. No caso da água presente nesses produtos, assim que entra na pele, faz os tecidos se expandirem, fazendo com que sinais como rugas aparentem desaparecer, pois a pele se torna mais macia. Porém, em poucas horas, a água é absorvida e os sinais reaparecem. Além de não resolver o problema de hidratação e das rugas, cremes com óleos refinados estão quase sempre oxidados, trazendo junto uma grande concentração de radicais livres, o que agrava mais ainda o problema, produzindo efeito reverso, ou seja, envelhecendo a pele. Com o óleo de coco é diferente, pois ele pode ser aplicado diretamente sobre a pele e mesmo nos cabelos, funcionando com um condicionador natural.

O óleo de coco como condicionador

Utilize o óleo de coco para massagear os cabelos na quantidade de uma ou duas colheres de sobremesa, meia hora antes do banho, duas vezes por semana. No Oriente, o óleo é usado como embelezador dos cabelos, e é muito utilizado pelas mulheres.

Além de hidratar a pele e de não conter radicais livres, se aplicado regularmente sobre a pele, de duas a três vezes por semana, o óleo de coco extra virgem previne rugas, agindo eficazmente contra o envelhecimento. Deve-se aplicar e aguardar que a pele absorva grande parte do produto. O efeito se deve a um fenômeno de lubrificação da pele, o que permite a assimilação de nutrientes pelos tecidos. Óleos ricos em ácido láurico são extremamente finos, de baixa viscosidade, e por isso são perfeitos veículos de óleos essenciais, que são rapidamente absorvidos pelos poros. São também ótimos substitutos para os óleos minerais, considerados como potencialmente cancerígenos em alguns círculos científicos. Além disso, o óleo de coco tem custo comparativo menor que os itens citados.

O óleo de coco extra virgem é um emoliente natural atóxico, que resiste bem ao tempo e pode ser conservado por longo período. Age na pele hidratando suavemente, sem agredir os tecidos e sem obstruir a respiração da pele, apresentando, em adição, efeito anti-séptico e imunoestimulante.

Por suas propriedades, o óleo de coco extra virgem é usado na fabricação de cosméticos e sabonetes. Na Índia, o óleo de coco natural é utilizado em massagens (inclusive na massagem ayurvédica) para o tratamento de manchas da pele, e também como protetor solar, e em queimaduras, eczemas e micoses. No Oriente, o óleo de coco é famoso e tem uso milenar para tornar a pele jovem e aveludada.

Banho de água de coco

Para recuperar a pele ressecada tanto pelo sol quanto pelo efeito do clima frio do inverno, a medicina popular sugere a água de coco, e não só sua ingestão, mas sua utilização em um banho de imersão, que pode ser em um ofurô ou em uma banheira. A água de coco deve ser recém colhida de cocos verdes. Deve-se retirar a quantidade suficiente para cobrir o corpo. Basta permanecer durante 20 minutos em um banho em temperatura ambiente; o efeito é de remineralizar a pele, graças aos agentes biocatalizadores da água de coco, o que proporciona relaxamento e bem-estar. Deve-se repetir o banho sempre que necessário.

Cuidados na aquisição do óleo de coco

É fundamental adquirir óleo de coco com a certificação de que é extraído a frio, e portanto é *extra virgem*. Por enquanto, no Brasil, a COPRA Alimentícia, de Maceió, Alagoas (www.copraalimenticia.com.br) é a empresa pioneira no mercado, e produz um excelente óleo de coco extra virgem, por meio de prensagem a frio e sem a utilização de qualquer produto químico ou uso de animais para experiências.

Dose

O ideal é utilizar óleo de coco nos alimentos, ou como recurso para frituras e cocção de alimentos, mas, como apontado anteriormente, por ora ele está disponível como suplemento. Em termos de suplementação, a dose recomendada é de aproximadamente 18 gramas (uma colher de sopa bem cheia, se o produto estiver solidificado, e duas a três colheres, caso esteja líquido), de duas a três vezes ao dia.

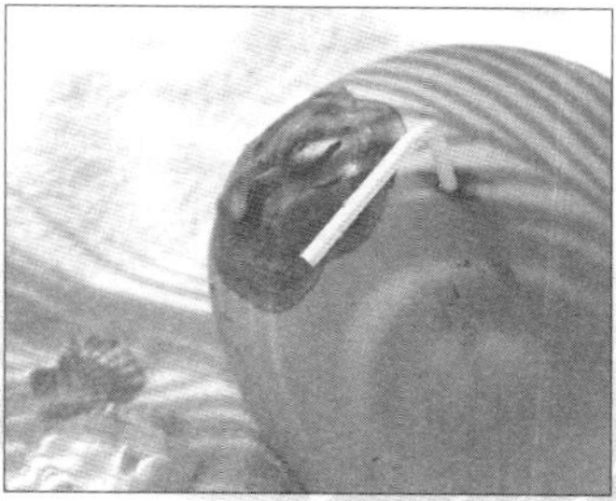

CAPÍTULO IX

RESUMO DOS EFEITOS DO ÓLEO DE COCO

- É um bom antioxidante, pois colabora na diminuição da produção de radicais livres graças à ação direta da vitamina E, composta por oito frações: quatro tocotrienóis (alfa, gama, delta e teta) e quatro tocoferóis (alfa, gama, delta e teta).
- Ajuda na redução do LDL (o "mau" colesterol) e na elevação do HDL (o "bom" colesterol), contribuindo, assim, na prevenção e no tratamento das doenças cerebrais e cardiovasculares.
- Colabora no processo de emagrecimento por aumentar o metabolismo pela ingestão dos triglicerídeos de cadeia média, uma vez que se transformam em energia no interior das mitocôndrias (organelas responsáveis pela respiração celular e pela produção de energia). Desse modo, o óleo de coco é considerado

termogênico, ou seja, capaz de gerar calor e de "queimar" calorias.

- Regula e modula o sistema imunológico, agindo na prevenção e no combate aos microrganismos patogênicos, como bactérias, vírus e fungos, além de aumentar a resistência a parasitas intestinais, principalmente pela presença de ácido láurico na sua estrutura.
- Tem efeito dermatológico, pois, além do poder bactericida na pele e de ser cicatrizante, produz alívio em queimaduras, eczemas e dermatites de contato, bem como no tratamento do herpes e candidíase.
- Tem efeito regulador da atividade intestinal, pois tanto nos casos de prisão de ventre ou mesmo nas diarréias, os componentes da gordura de coco agem normalizando as funções intestinais.
- Tem efeito cosmético, pois o óleo de coco extra virgem pode ser aplicado diretamente sobre a pele, e mesmo nos cabelos. Além de hidratar a pele, previne o aparecimento de rugas e até ajuda a reduzir as existentes, atuando como fator antienvelhecimento, também por estimular a produção de pregnenolona, progesterona e DHEA (dehidroepiandrosterona), hormônios envolvidos na proteção orgânica contra o envelhecimento e necessárias na prevenção de doenças cardiovasculares, obe-

sidade e câncer, além de outras relacionadas à idade mais avançada.

- Favorece o bom funcionamento da tireóide que, se funciona adequadamente, mantém a estabilidade do metabolismo, além de manter estáveis os níveis de colesterol.
- Melhora o processo de cicatrização em casos de feridas, queimaduras, eczema ou picadas de insetos, sendo indicado nos períodos pós-cirúrgicos.
- Ajuda a manter níveis estáveis de insulina no sangue, sendo útil para diabéticos ou para pessoas com resistência à insulina.
- Resiste a temperaturas elevadas no processo de cozimento, demorando muito a oxidar-se ou a alterar sua estrutura molecular, mantendo sua composição nutricional.
- É útil em situações de excesso de peso e diabete, pois controla a compulsão por carboidratos, principalmente por doces, produzindo saciedade. Diferentemente dos óleos poliinsaturados (que dificultam a entrada da insulina e nutrientes nas células), o óleo de coco extra virgem atua aumentando a permeabilidade das membranas, não somente permitindo que os níveis de glicose e insulina se normalizem, mas também melhorando a nutrição celular e restabelecendo os níveis normais de energia.

- Age na síndrome da fadiga crônica e na fibromialgia. Dentre as causas associadas a essas duas doenças estão a deficiência de sais minerais, o estresse, a infecção pelo herpes zoster, a infecção pelo vírus Epstein-Barr, a mononucleose infecciosa, as gripes e os resfriados, as deficiências nutricionais, as intoxicações por metais pesados (mercúrio, chumbo, arsênico, cádmio, flúor, cloro, dentre outros), fatores esses que são atenuados ou tratados pelo uso de óleo de coco extra virgem. Essas duas enfermidades crônicas são confundidas, havendo até autores que afirmam serem ambas de mesma origem. Na síndrome da fadiga crônica, predomina o sintoma de cansaço, e na fibromialgia, predomina a dor. Diversos estudos e experiências têm demonstrado os bons efeitos do óleo de coco extra virgem nessas duas doenças, pois acredita-se que seu efeito deva-se ao ácido láurico e a outros ácidos graxos de cadeia média capazes de eliminar vírus como os do herpes e de Epstein-Barr. O ácido láurico tem ação destrutiva contra a cândida, a giárdia e a ameba, além de agir contra muitos tipos de vírus, bactérias e até mesmo contra certos vermes que podem estar relacionados a essas duas doenças.

CAPÍTULO X

RECEITAS DELICIOSAS E SAUDÁVEIS COM COCO

Existem centenas de pratos da culinária brasileira à base de coco ou com o uso da fruta como tempero básico, como cocada (branca, queimada, de tabuleiro, assada, de fita, de colher ou de compoteira), quindim-da-iaiá, baba-de-moça, beijinho, tapioca, doce de abóbora com coco ralado, assim como salgados, como os tradicionais vatapá, cuscuz, moquecas, etc. Podemos dizer que, sem o coco, a culinária do Norte e do Nordeste do Brasil perderia a graça.

Para Câmara Cascudo, profundo conhecedor da nossa cultura popular, o uso do coco na culinária teve início com a chegada dos africanos de Moçambique, acostumados ao uso da fruta e de seus utensílios, como o ralador de coco e o quengo, um tipo de concha, feita com metade da casca dura do coco com um cabo de madeira. Nas cozinhas das casas-grandes, os africanos preparavam pratos fantásticos com coco e com temperos trazidos de sua terra natal produzindo molhos exóticos e quitutes cada vez mais apreciados pelos europeus, senhores de engenho.

É dessa tradição que surgiram as moquecas e doces curtidos no tacho de cobre, em rústicos fogões de lenha. Também ocorreram adaptações culinárias, em que o coco substituiu ingredientes e temperos que, volta e meia, estavam em falta ou eram escassos. Por exemplo, na falta de canela, cravo, gengibre e noz-moscada, utilizavam coco, mandioca, amendoim, caju, milho e outros ingredientes tropicais. Do casamento entre o coco e o milho surgiu a pamonha, a canjica, o angu, etc. O apreciado quindim ficou mais saboroso quando as amêndoas moídas foram substituídas pelo coco ralado. Também foi o coco o principal ingrediente do quindim-de-iaiá, nome dado em homenagem às meninas e moças que costumavam comer esse doce.

O coco entrou para o folclore, na literatura e na música, mas principalmente para a culinária, tanto que Gilberto Freyre considerava a cocada "o mais brasileiro dos doces".

A seguir, algumas receitas e pratos exóticos preparados com coco.

Bebidas

Coco batido da Bahia

É uma receita regional muito popular na Bahia, sendo a forma mais simples e nutritiva de saborear um coco. Em Salvador, por exemplo, a bebida pode ser pedida em qualquer quiosque ou barraca que tenha um liquidificador. Pode ser feita facilmente em casa:

Ingredientes

Água de 1 coco verde e gelado
Polpa de coco

Preparo

Abrir o coco, colocar toda a sua água num copo de liquidificador, raspar a polpa e acrescentá-la. Bater tudo e, se quiser, colocar algumas pedras de gelo, de preferência feitas com água de coco. O sabor é bem peculiar, cremoso, oleoso e adocicado. É muito nutritivo, refrescante e não tem tantas calorias. O ideal é um coco que tenha bastante polpa com, no mínimo, meio centímetro de espessura.

Frapê de coco

Ingredientes

1 litro de leite
1 vidro de leite de coco (200 ml)
1 xícara (chá) rasa de açúcar

Preparo

Bater todos os ingredientes no liquidificador e levar ao refrigerador. Depois de gelado, bater novamente e servir.

Frapê *light* de coco com maracujá

Ingredientes

1 xícara (chá) de leite de coco *light*
1 e ½ xícara (chá) de suco natural de maracujá
6 xícaras (chá) de leite desnatado
2 gemas
2 claras em neve
2 e ½ colheres (sopa) de amido de milho
1 copo de iogurte natural desnatado
Mel ou adoçante em pó a gosto (sugestão: estévia)

Preparo

Levar uma panela ao fogo com ⅓ do leite, o leite de coco, as gemas e o amido de milho. Mexer até engrossar. Retirar do fogo e deixar esfriar. Depois, juntar o suco de maracujá e bater no liquidificador. Colocar em um recipiente e misturar o iogurte, o mel (ou adoçante) e as claras. Levar ao congelador ou freezer por duas a três horas. Para servir, bater no liquidificador com o leite que restou.

Gelo de água de coco

Basta colocar água de coco (com ou sem açúcar ou adoçante, de acordo com sua preferência) nas fôrmas comuns de gelo e deixar congelar. Ideal para sucos, refrescos, etc., pois permite um sabor exótico e agradável. É um tipo de gelo utilizado por alguns apreciadores de uísque, que substituem o gelo comum pelo gelo de água de coco. Dizem que o sabor da bebida torna-se muito melhor à medida que o gelo se funde a ela.

Suco de coco batido

Receita semelhante à anterior, porém feita com o coco seco maduro e água mineral.

Ingredientes

½ coco maduro (sem casca, apenas a polpa branca)
2 copos de água mineral morna

Preparo

Bater no liquidificador e coar; se quiser separar a fibra. Esse preparado é naturalmente adocicado, mas pode ser adoçado. Trata-se de uma bebida robusta e nutritiva, ideal para reposição de energias após trabalhos físicos intensos. Também pode ser usada como substituta do leite de vaca ou de soja, inclusive em receitas culinárias. É excelente base para sucos e vitaminas. Essa receita serve uma pessoa.

Doces

Abóbora recheada com manjar de coco

Ingredientes

Da massa

500 ml de leite de coco

1 abóbora (tipo japonesa) inteira

3 colheres (sopa) de açúcar

6 ovos

Da calda de caramelo (decoração)

2 colheres (sopa) de coco processado

50 ml leite de coco

Preparo

Lavar bem a abóbora e retirar um tampo na parte superior. Com uma faca e uma colher, descartar as sementes e os fios. Reservar. Num recipiente, misturar o leite de coco e o açúcar. Mexer os ovos e misturar ao leite de coco adoçado. Despejar dentro da abóbora e colocar na panela a vapor. Deixar cozinhar por uma hora. Retirar a abóbora da panela, deixar esfriar e levar à geladeira por 30 minutos.

Montagem do prato

Cortar a abóbora em fatias. Arrumar em pratos individuais, espalhar calda de caramelo no fundo dos pratos, e respingar leite de coco. Fazer desenhos aleatórios com palito. Decorar as bordas com o coco. Servir em seguida.

Arroz doce

Ingredientes

300 ml de leite de coco
2 xícaras (chá) de arroz
3 xícaras (chá) de água
1 litro de leite
Casca de limão
Açúcar a gosto
Canela em pó para polvilhar

Preparo

Lavar o arroz e escorrer. Colocar numa panela grande e levar ao fogo com a água e um pedaço de casca de limão. Quando ferver, reduzir o fogo e deixar cozinhar até secar a água. Retirar a casca de limão e adicionar o leite, o açúcar, e mexer de vez em quando para não grudar. Quando o arroz estiver quase seco, juntar o leite de coco, deixando mais um pouco na panela. Retirar do fogo, pois deve ficar bem cremoso. Despejar em tigelinhas e polvilhar com canela em pó. Servir frio. Rende cerca de dez porções.

Bala de coco gelada

Ingredientes

1 kg de açúcar
200 ml de leite de coco

200 ml de água
Bala gelada
1 receita de bala de coco
200 ml de leite de coco
500 g de coco ralado

Preparo

Da bala de coco

Colocar em uma panela grande o leite de coco, a água e o açúcar. Mexer bem e levar ao fogo alto. Em seguida, baixar o fogo e, sem mexer, deixar a mistura atingir o ponto de bala mole. Para verificar o ponto, colocar um pouco de massa em uma xícara com água: deve formar uma bola dura. Depois, jogar a massa sobre mármore untado e deixar esfriar um pouco. Puxar e dobrar a massa, repetidamente, até ficar branca e firme. Cortar as balas.

Da bala gelada

Cortar as balas e deixar descansar. Colocar um pouco de leite de coco por cima e adicionar o coco ralado. Deixar descansar um pouco e depois colocar na geladeira.

Biscoitinhos de coco

Ingredientes

10 colheres (sopa) de farinha de trigo
8 colheres (sopa) de coco ralado
6 colheres (sopa) de açúcar mascavo bem fino
3 colheres (sopa) de manteiga

2 colheres (sopa) de leite
2 gemas
2 claras em neve
1 colher (chá) de fermento em pó

Preparo

Bater bem a manteiga com o açúcar e juntar as gemas, as claras em neve e o leite. Depois, juntar o restante dos ingredientes, misturando tudo muito bem. Colocar a massa sobre uma mesa polvilhada com farinha de trigo e fazer bolinhas, passando uma a uma no açúcar. Assar em tabuleiro forrado com papel manteiga em forno regular.

Biscoito de coco sem glúten

Ingredientes

1 xícara (chá) de coco ralado
2 xícaras (chá) de amido de milho
1 xícara (chá) de farinha para creme de arroz
3 colheres (sopa) de fécula de batata
1 e ½ colher (sopa) de polvilho doce
1 xícara (chá) de açúcar
100 g de manteiga
2 colheres (sopa) de água
1 colher (café) de essência de coco

Preparo

Misturar todos os ingredientes até obter uma massa homogênea. Dividir em pequenas partes iguais e modelar os biscoitos. Colocar em uma assadeira untada e polvilhada com farinha para creme de arroz e levar ao forno pré-aquecido a 180°C. Assar até que fiquem dourados. Rende 15 biscoitos.

Bolo de coco "molhado"

Ingredientes

Da massa

1 vidro de leite de coco pequeno

3 e ½ xícaras (chá) de farinha de trigo

2 e ½ xícaras (chá) de açúcar

1 e ½ xícara (chá) de leite

1 e ½ colher (sopa) de fermento químico em pó

4 ovos

Da calda

1 lata de leite condensado

Da cobertura:

2 claras

4 colheres (sopa) de açúcar

Gotas de essência de baunilha

Coco ralado

Preparo

Da massa

Bater as claras em neve e ir colocando os outros ingredientes, até obter uma massa homogênea. Despejar a massa em uma fôrma untada e polvilhada com farinha de trigo e assar em forno médio.

Da calda

Furar o bolo, já frio, com garfo, e despejar o leite condensado.

Da cobertura

Bater as claras em neve com o açúcar e a baunilha. Cobrir o bolo com a mistura, salpicar com coco ralado e levar à geladeira até a hora de servir.

Bolo de coco e ovos

Ingredientes

1 coco ralado
1 xícara (chá) de farinha de trigo
1 xícara (chá) de água
2 e ½ xícaras (chá) de açúcar
3 colheres (sopa) de manteiga
2 claras
4 gemas

Preparo

Fazer uma calda com a água e o açúcar. Numa tigela, colocar o coco ralado e misturar com a manteiga. Juntar a calda de açúcar a essa mistura e deixar esfriar completamente. Bater as claras em neve, acrescentar as gemas e bater mais um pouco. Cuidadosamente, ir juntando a calda aos ovos, mexendo para não açucarar. Fazer o mesmo com a farinha de trigo e não deixar encaroçar. Assar em forno quente, em fôrma untada com manteiga e polvilhada com açúcar.

Retirar da fôrma enquanto ainda estiver quente. Essa receita rende dez porções, de valor calórico total de 3.217 calorias.

Bolo de coco gelado

Ingredientes

Da massa

1 pacote de massa pronta de bolo de coco

Do recheio

1 vidro de leite de coco

1 lata de leite condensado

1 lata de leite

Da cobertura

100 g de coco ralado

2 caixinhas ou 1 lata de creme de leite

Preparo

Preparar a massa do bolo conforme o modo de preparo indicado pelo fabricante. Levar ao forno. Misturar todos os ingredientes do recheio e despejar em cima do bolo quente (furando-o previamente com um garfo). Deixar o bolo esfriar. Em uma vasilha à parte, misturar os ingredientes da cobertura e jogar por cima do bolo frio, espalhando com uma colher. Tampar com papel alumínio e colocar na geladeira. Recomenda-se fazer de um dia para o outro para obter um sabor mais apurado.

Bolo de mandioca com leite de coco

Ingredientes

1 xícara (chá) de leite de coco
2 xícaras (chá) de mandioca crua ralada
1 e ½ xícara (chá) de açúcar
½ xícara (chá) de manteiga
3 ovos
½ xícara (chá) de farinha de trigo
2 colheres (sopa) de fermento em pó

Preparo

Bater em creme o açúcar e a manteiga. Adicionar as gemas batidas e continuar a bater até a massa ficar leve. Juntar a mandioca, alternando-a com o leite de coco. Bater bem. Adicionar a farinha peneirada com o fermento. Misturar bem. Acrescentar as claras em neve, mexendo levemente. Levar ao forno quente a 160°C, em uma fôrma untada. Rende 6 porções.

Bolo *diet* de coco

Ingredientes

Da massa

30 g de coco ralado
3 ovos
6 envelopes ou colheres (sopa) de adoçante que resista ao calor (sugestão: estévia)

3 colheres (sopa) de amido de milho
1 colher (sopa) de fermento em pó
Do recheio
1 pacote de mistura pronta para pudim dietético sabor baunilha
½ litro de leite desnatado

Preparo

Da massa

Bater as claras em neve até obter o ponto de suspiro bem firme. Adicionar o adoçante, as gemas (uma de cada vez) e bater bem. Desligar a batedeira e misturar levemente o amido de milho peneirado com o fermento. Colocar em assadeira grande forrada com papel manteiga e untada. Assar em forno quente durante 25 minutos.

Do recheio

Preparar o pudim dietético conforme instruções do pacote. Cortar o bolo em duas partes iguais e montar com uma camada do bolo, metade de recheio, a outra metade do bolo e, por fim, o restante do recheio. Cobrir com coco ralado.

Rende 12 porções.

Bolo mirim de coco

Ingredientes

150 g de farinha de trigo
100 g de coco desidratado
1 e ½ colheres (chá) de fermento químico em pó

1 25 g de manteiga
1 50 g de açúcar mascavo
1 fava de baunilha picada
2 ovos
1 0 forminhas para empada (tamanho médio)

Preparo

Preaquecer o forno à temperatura média. Untar as forminhas com manteiga e arrumar em uma assadeira. Derreter a manteiga e reservar para esfriar um pouco. Juntar os ingredientes secos numa vasilha e reservar. Em outra tigela, bater os ovos levemente. Acrescentar a manteiga derretida e mexer. Despejar de uma só vez a mistura líquida sobre a mistura seca. Mexer levemente até que a massa fique totalmente úmida e uniforme. Distribuir a massa entre as forminhas e assar por 25 minutos ou até dourar. Desenformar logo que sair do forno e servir morno ou frio.

Rende 12 porções.

Calda de coco para bolos

Ingredientes

1 vidro de leite de coco
1 xícara (chá) de creme de leite
3 xícaras (chá) de leite

Preparo

Misturar os ingredientes e conservar a calda gelada até utilizar.

Canjica de coco

Ingredientes

15 unidades de milho verde
4 cocos secos
4 copos de água morna
1 colher (chá) de sal
Açúcar a gosto
1 colher (sopa) de manteiga
Canela-da-Índia em pó para polvilhar

Preparo

Ralar as espigas de milho ou moer os grãos de milho. Ralar os cocos e tirar com pouca água uma xícara de leite grosso. Reservar. Colocar a água morna no bagaço já espremido dos cocos e retirar o leite fino. Fazer como se estivesse lavando o milho no leite fino. Espremer o milho em uma peneira por duas vezes. Levar ao fogo baixo mexendo sempre. Quando ferver, colocar o açúcar e o leite dos cocos. Deixar cozinhar bastante, mexendo até formar, na superfície, uma película ou nata. Retirar do fogo, juntar a manteiga e colocar em travessas polvilhadas com canela.

Canjica especial

Ingredientes

1 vidro de leite de coco (no máximo 300 ml)
150 g de coco ralado

500 g de milho branco para canjica
1 litro de leite
1 lata de leite condensado
1 xícara (chá) de amendoim picado
3 pauzinhos de canela
Açúcar a gosto

Preparo

Lavar bem o milho e deixar de molho de véspera. Cozinhar na água em que ficou de molho. Quando começar a amolecer, juntar a canela. Logo que estiver cozido, juntar o açúcar a gosto, o leite de coco, o leite já fervido e o leite condensado. Servir quente, polvilhado com amendoim picado, previamente torrado.

Cocada de coco verde

Ingredientes

1 unidade de coco verde ralado
½ kg de açúcar

Preparo

Com o açúcar, fazer uma calda em ponto de bala. Retirar a panela do fogo, juntar o coco ralado e mexer muito bem até começar a açucarar. Colocar em pedra mármore e cortar em 20 porções.

Coco queimado

Ingredientes

2 xícaras (chá) de coco ralado desidratado

Preparo

Colocar o coco ralado numa frigideira grande e levar ao fogo baixo. Cozinhar, sem parar de mexer, por dez minutos, ou até dourar. Retirar do fogo e, depois de frio, guardar em recipiente com tampa. Rende 150 gramas de coco queimado.

Creme de coco "delicioso"

Ingredientes

1 coco verde cortado ao meio
1 xícara (chá) de coco ralado
1 xícara (chá) de leite condensado
1 xícara (chá) de leite
1 xícara (chá) de chantili
1 colher (sopa) de cacau em pó
3 gemas peneiradas
1 xícara (chá) de café forte
3 colheres (sopa) de farinha de trigo
1 pitada de sal

Preparo

Em uma panela, colocar todos os ingredientes e misturar bem até obter a consistência de um creme. Servir dentro do coco, decorar com o chantili e com o cacau em pó polvilhado com peneira sobre o creme.

Creme de manga com óleo de coco

Ingredientes

2 mangas grandes
2 xícaras de iogurte natural integral
4 colheres (sopa) de coco ralado
4 colheres (sopa) cheias de óleo de coco

Preparo

Para cada manga, juntar 1 xícara de iogurte natural, 2 colheres de coco ralado e 2 colheres de óleo de coco. Bater tudo no liquidificador até obter uma mistura homogênea. Separar em taças. Guardar na geladeira por, pelo menos, duas horas antes de servir. Para cada manga e demais ingredientes, a receita rende cerca de 4 porções médias.

Doce de banana com coco

Ingredientes

10 bananas nanicas
1 vidro de leite de coco
2 xícaras (chá) de água
1 e ½ xícara (chá) de açúcar
Suco de 1 limão
200 g de queijo branco
1 pitada de canela em pó

Preparo

Descascar as bananas e regar com o suco de limão. Levar ao fogo brando com o açúcar e com a água e mexer com uma colher de pau. Quando começar a engrossar, juntar o leite de coco e deixar esfriar. Servir com fatias de queijo branco e a canela em pó polvilhada.

Flan *light* de coco e damasco

Ingredientes

1 colher (sobremesa) de coco ralado
1 lata de leite condensado
1 lata de creme de leite *light*
1 vidro de leite de coco *light*
1 envelope de ágar-ágar (gelatina de algas) em pó
½ xícara (chá) de água morna
150 g de damascos picados
3 colheres (sopa) de água morna

Preparo

Desmanchar a gelatina ágar-ágar nas 3 colheres de água morna e esperar hidratar. Colocar todos os ingredientes, exceto a gelatina, no liquidificador e bater por um minuto ou até obter um creme homogêneo. Acrescentar a gelatina ao creme no liquidificador e bater por mais um minuto. Retirar o creme do liquidificador e colocar em taças. Levar para gelar por, no mínimo, cinco horas. Decorar com damascos picados e coco ralado.

Pavê de coco ralado

Ingredientes

1 lata de leite condensado
300 g de coco ralado
2 latas de creme de leite
3 colheres (sopa) de chocolate em pó
500 g de biscoito de amido de milho
1 xícara (chá) de leite
½ xícara (chá) de açúcar

Preparo

Em uma panela, misturar o leite condensado, metade do creme de leite e o coco ralado (reservar um pouco para decorar). Levar ao fogo brando, mexendo sempre até engrossar ligeiramente. Misturar o chocolate em pó até ficar homogêneo e reservar. Umedecer os biscoitos no leite. Em um refratário, montar camadas alternadas de biscoitos umedecidos e do creme reservado. Na batedeira, bater o creme de leite restante e o açúcar até ficar cremoso e despejar sobre o pavê. Decorar com o coco ralado reservado e levar à geladeira por três horas antes de servir.

Pé de moleque

Ingredientes

100 g de coco ralado
1 lata de leite condensado
1 xícara (chá) de leite

1 xícara (chá) de açúcar
1 xícara (chá) de amendoim sem pele torrado

Preparo

Levar ao fogo o leite condensado, o açúcar, o leite e o coco ralado, mexendo até dar o ponto de doce de leite macio (mais ou menos 15 minutos em fogo médio). Experimentar um pouco num pires, remexendo com o garfo, até que a massa do doce fique opaca. Misturar o amendoim, retirar do fogo e mexer até obter o "ponto" de pé-de-moleque. Colocar em uma fôrma com papel alumínio untada, e distribuir em colheradas. Deixar esfriar.

Picolé de coco

Ingredientes

2 pacotes (de 100 g cada) de coco ralado
2 vidros pequenos de leite de coco
2 latas de leite condensado
2 latas de creme de leite
8 xícaras (chá) de leite integral
Palitos de picolé

Preparo

Bater todos os ingredientes no liquidificador. Despejar em forminhas pequenas ou de gelo e levar ao freezer, espetando com um palito quando a massa estiver quase endurecida (o suficiente para segurar o palito). Desenformar para servir.

Pudim de arroz com coco

Ingredientes

1 xícara (chá) de coco ralado
1 xícara (chá) de arroz cozido e sem tempero
3 ovos batidos
½ xícara (chá) de açúcar
2 xícaras (chá) de leite fervente
1 colher (chá) de baunilha
1 colher (chá) de canela em pó
1 colher (sopa) de manteiga
1 pitada de sal

Preparo

Misturar os ovos, o açúcar, o sal e adicionar o leite aos poucos, sempre mexendo. Acrescentar o arroz cozido, a manteiga, um pouco do coco ralado e a baunilha. Colocar em fôrma untada com margarina e polvilhada com o coco restante. Assar em forno moderado (180°C) até ficar bem firme. Desenformar e polvilhar com a canela em pó.

Pudim de coco

Ingredientes

1 coco maduro ralado
3 xícaras (chá) de açúcar
½ litro de leite
3 colheres (sopa) de farinha de trigo

5 ovos
1 colher (sopa) de manteiga
Calda de açúcar queimado para caramelizar

Preparo

Bater tudo no liquidificador e colocar em uma fôrma de buraco caramelizada com calda de açúcar queimado. Assar em banho-maria.

Queijadinha

Ingredientes

1 lata de leite condensado
1 coco fresco ralado
2 ovos
15 forminhas pequenas forradas com papel

Preparo

Misturar bem e assar nas forminhas até dourar. Desenformar e servir as queijadinhas frias.

Sequilhos de coco

Ingredientes

500 g de amido de milho
1 xícara (chá) de leite de coco
2 colheres (sopa) de manteiga
7 colheres (sopa) de açúcar
1 ovo
1 pitada de sal

Preparo

Colocar o amido de milho, o açúcar, o sal, o ovo, a manteiga e o leite de coco em um recipiente. Misturar com as mãos até obter uma massa homogênea. Modelar bolinhas na palma da mão. Acomodar em assadeira retangular untada e polvilhada e assar até o ponto adequado para sequilhos.

Sorvete de coco

Ingredientes

1 xícara (chá) de coco ralado
2 xícaras (chá) de açúcar
1 colher (sopa) de amido de milho
½ litro de leite
2 claras
½ lata de creme de leite

Preparo

Colocar o coco ralado e 1 xícara (chá) de açúcar em uma panela e levar ao fogo, mexendo até o açúcar derreter. Acrescentar o amido de milho bem dissolvido no leite e mexer até ferver. Desligar o fogo e mexer o creme até ficar morno. Bater as claras em neve e adicionar o açúcar restante, o creme reservado e o creme de leite. Colocar essa mistura em uma fôrma, ou em forminhas de gelo. Levar ao congelador e deixar até endurecer.

Salgados

Arroz com coco

Ingredientes

300 ml de leite de coco
2 xícaras de arroz
¼ xícara de óleo
1 cebola picada
2 dentes de alho amassados
Água o suficiente
Sal a gosto

Preparo

Refogar o alho e a cebola. Juntar o arroz, lavado e escorrido. Refogar bem. Acrescentar o leite de coco, a água, o sal e deixar cozinhar. Servir quente, acompanhando outros pratos.

Arroz indiano ao coco (*Nariyal Chawal*)

Ingredientes

4 xícaras (chá) de arroz tipo longo cozido (*Basmati rice*)
2 xícaras de coco ralado
1 colher (chá) de sementes de mostarda
2 colheres (chá) de grão de bico escuro em metades e de grão de bico benga*
½ colher (chá) de *asa foetida**
½ xícara (chá) de castanhas de caju tostadas para guarnição

4 pimentas verdes picadas
2 pimentas vermelhas quebradas em pedaços pequenos
4 colheres (sopa) de manteiga ou *ghee* (manteiga clarificada)
Uma pitada de *curry*
Sal a gosto

*Caso esses ingredientes não sejam encontrados, podem ser excluídos da receita.

Preparo

Aquecer a manteiga ou *ghee* em fogo médio em uma panela grande por cerca de dois minutos. Adicionar as sementes de mostarda e fritar até que estourem. Acrescentar os grãos de bico, flocos de pimenta vermelha, *asa foetida* e fritar por alguns segundos até que o grão de bico esteja ligeiramente dourado. Adicionar a pimenta verde, o *curry* e o coco ralado. Fritar em fogo médio por cerca de quatro minutos até que o coco esteja ligeiramente dourado. Adicionar o arroz e o sal, e misturar bem. Manter em fogo baixo por dois minutos ou até que o arroz esteja aromatizado com a mistura de coco. Guarnecer com castanhas de caju picadas e servir. Esta é uma ótima maneira de se usar sobras de arroz. Servir quente com o *curry* ou temperos de preferência.

Camarão ao coco verde

Ingredientes

150 g de filé de camarão grande
3 g de alho
15 g de cebola
50 ml de azeite de oliva
20 ml de suco de limão
50 ml de água de coco
20 ml de leite de coco
Polpa de um coco verde
20 g de tomate
15 g de pimentão
Sal e cheiro-verde a gosto

Preparo

Temperar o filé de camarão com sal e limão. Refogar no azeite com alho e cebola. Acrescentar o camarão. Quando o camarão estiver "ao ponto" colocar a água de coco, o leite de coco e o molho de tomate. Deixar ferver. Acrescentar o tomate, o pimentão e o cheiro-verde. Em seguida, colocar a polpa do coco e retirar do fogo. Montar o camarão dentro da casca do coco verde. Guarnecer com arroz branco.

Cuscuz vegetariano de sal

Ingredientes

200 ml de leite de coco
½ kg de farinha de mandioca crua

1 xícara (chá) de coentro
½ xícara (chá) de cheiro-verde
2 cebolas raladas
2 dentes de alho socado
1 xícara (chá) de óleo
½ xícara (chá) de azeitonas recheadas
2 xícaras (chá) de água
300 g de flocos de milho
2 latas de ervilha
2 ovos cozidos
½ xícara (chá) de molho de tomate
Sal a gosto

Preparo

Refogar o alho e a cebola, acrescentando depois o coentro, o sal e o molho de tomate. Adicionar a água, o leite de coco e as azeitonas. A seguir, juntar a farinha mexendo para não granular. Adicionar os flocos de milho, mexendo sempre. Juntar o restante dos ingredientes, quando a massa já estiver soltando da panela, misturar bem, retirar do fogo e colocar em uma fôrma untada e decorada com ovos cozidos e azeitonas. Desenformar sem esfriar totalmente. Rende cerca de 8 porções.

Feijão de coco

Ingredientes

500 g de feijão
1 coco seco

Azeite, cebola, cheiro-verde, pimenta, tomate e sal a gosto

Preparo

Cozinhar o feijão em água e sal. Reservar. Raspar o coco e bater no liquidificador com uma xícara do caldo onde foi cozido o feijão. Refogar todos os temperos no azeite. Passar no liquidificador e depois peneirar. Juntar o refogado e o leite de coco ao creme de feijão. Levar ao fogo mexendo sempre até engrossar. Temperar com sal e pimenta.

Frango ao molho de leite de coco com abóbora

Ingredientes

1 peito de frango (grande) cortado em cubos
1 abóbora (média) cortada em cubos
250 ml de leite de coco
1 cebola roxa picada
Salsinha
Cebolinha
1 dente de alho picado
5 colheres de azeite
1 xícara de água filtrada
1 colher (café) de orégano
1 colher (café) de corante
1 colher (café) de pimenta-do-reino
Sal a gosto

Preparo

Temperar o peito de frango já cortado em cubos, com o orégano, o corante e a pimenta-do-reino, e reservar. Em seguida, dourar o alho e a cebola no azeite, acrescentar os cubinhos de frango e refogar. Acrescentar a salsinha e a cebolinha, depois a abóbora. Misturar tudo muito bem e acrescentar um pouco de leite de coco, depois ir acrescentando a água e o leite de coco, aos poucos, até ficar cozido.

A dica importantíssima é ir acrescentando o leite de coco e a água aos poucos, intercalando para que não tire o sabor de nenhum dos ingredientes. A abóbora fica com um sabor incrível. Sirva com arroz branco.

Frango assado com crosta de coco e laranja

Ingredientes

1 xícara (chá) de migalhas de pão integral amanhecido (ou então torrar o pão fresco e depois bater no liquidificador até pulverizar)
1 colher (sopa) de *curry*
1 colher (chá) de sal marinho
1 xícara (chá) de coco ralado fresco
1 xícara (chá) de suco de laranja fresco
1 ovo inteiro
3 peitos de frango cortados ao meio (ou 6 pedaços de sua preferência, pode ser asa, coxa ou sobrecoxa)

¼ de xícara (chá) de manteiga

¼ de xícara (chá) de óleo de coco extra virgem

Preparo

Preaquecer o forno. Num prato grande, misturar o farelo de pão, sal, *curry* e o coco ralado (pode usar também um pouco de mix de pimentas moídas na hora). Colocar o suco de laranja num pote pequeno e o ovo batido em outro. Mergulhar os pedaços de frango no suco de laranja, depois no ovo batido e depois na mistura de coco ralado com farelo de pão, de modo que cada pedaço fique completamente coberto. Colocar os pedaços de frango em um refratário de tamanho suficiente para que eles fiquem juntos, mas não um em cima do outro.

Kao Thom

Ingredientes

100 g de camarão cinza

80 g de lulas em anéis pré-cozidas

80 g de mexilhões limpos pré-cozidos (opcional)

1 ovo batido

2 colheres (sopa) de óleo de girassol

4 colheres (sopa) de cenoura picada

½ pimentão verde picado

½ pimentão vermelho picado

½ pimentão amarelo picado

6 vagens em fatias finas

1 cebola pequena picada
2 xícaras (chá) de molho de ostra diluído em água
1 colher (sopa) de *hondashi*
½ colher (sopa) de açúcar mascavo
1 colher (chá) de pimenta em pasta (*tobandjan*)
1 xícara (chá) de arroz jasmim cozido em 1 xícara (chá) de água sem sal com ½ xícara (chá) de leite de coco (se necessário, junte mais água)
Alho picado torrado a gosto
Coentro picado a gosto

Preparo

Numa tigela, colocar o ovo e os frutos do mar. Aquecer uma panela tipo *wok* e adicionar o óleo de girassol. Colocar os frutos do mar e o ovo e deixar fritar por um minuto. Virar e adicionar os legumes e os demais ingredientes menos o arroz, o alho e o coentro. Cozinhar em fogo médio por quatro minutos. Em seguida, adicionar o arroz e deixar absorver o líquido com cuidado para ficar bem cremoso. Colocar em cumbucas individuais e salpicar com alho torrado e coentro.

Maionese de coco

Ingredientes

1 ovo inteiro
2 gemas
1 colher (sopa) de mostarda dijon
1 colher (sopa) de suco de limão

Pimenta-do-reino branca a gosto
Sal (não refinado) a gosto
½ xícara (chá) de óleo de coco extra virgem (amolecido, caso esteja sólido)
½ xícara (chá) de azeite de oliva extra virgem
1 colher (sopa) de soro de iogurte fermentado (*whey*)

Preparo

Levar os ovos, a mostarda, o suco de limão, o soro, o sal e a pimenta ao liquidificador. Bater em velocidade baixa e adicionar os óleos lentamente – levar, em média, dois minutos para adicionar todo o óleo. Bater até obter a consistência de maionese.

Rende cerca de 1 xícara e meia.

Mangulão com óleo de coco

Ingredientes

1 litro de polvilho
1 copo de óleo de coco
1 copo de leite
8 ovos
Sal
Maçã
Azeite

Preparo

Molhar o polvilho com água e sal, depois peneirar a massa e levar ao fogo para escaldar, como se fosse fazer tapioca. Depois de descascada a maçã, colocar o azeite, o ovo batido e, por último, o leite, dando uma boa sovada. Pôr em uma assadeira, fazer um buraco e deixar o bolo como se fosse uma roda. Levar ao forno para assar por mais ou menos duas horas.

Manteiga de coco e urucum

Ingredientes

Manteiga
Óleo de coco
Sal (não refinado) a gosto
1 colher (sopa) de sementes de urucum

Preparo

Derreter em banho-maria a manteiga e o óleo de coco em mesma quantidade, com o sal a gosto e as sementinhas de urucum. Passar por um coador de pano (ou uma peneira forrada com um pedacinho de pano) e guardar na geladeira depois de fria. Tirar da geladeira uma ou duas horas antes de servir.

Molho de leite de coco

Ingredientes

1 cebola picada
½ pimentão picado
1 tomate picado
2 colheres (sopa) de margarina
200 ml de leite de coco
½ xícara de salsa picada

1 caixinha de creme de leite
1 colher (chá) de amido de milho dissolvido em um pouco de água
Sal a gosto

Preparo

Em uma panela, refogar a cebola, o pimentão e o tomate com a margarina. Depois de refogar, colocar no liquidificador e bater com o leite de coco. Voltar para a panela, acrescentar os outros ingredientes e mexer em fogo médio até engrossar.

Pasta Thai fácil

Ingredientes

Do macarrão
1 pacote de *fetuccine* (ou *spaghetti*)
Do molho
1 cebola grande picada
4 dentes de alho picados
½ xícara (chá) de azeite de oliva ou manteiga
350 g de peito de frango em cubos
½ limão siciliano
2 colheres (sopa) de gengibre fresco ralado
1 pitada de *curry*
1 raminho de alecrim
2 garrafinhas de 200 ml de leite de coco
100 g de tomatinhos cereja
100 g de mussarela de búfala em nozinhos

Preparo

Cozinhar o macarrão normalmente. Enquanto a água ferve, preparar o molho. Deixar o frango marinando em metade do limão siciliano com um pouco de alecrim, e depois fritá-lo em um pouco do azeite. Reservar. Na mesma panela, refogar com mais azeite (ou manteiga) a cebola e o alho, com o restante do alecrim. Juntar o gengibre e deixar cozinhar um pouco, até amaciar. Colocar de volta o frango frito e deixar incorporar ao refogado. Adicionar o leite de coco e cozinhar até reduzir um pouco e engrossar, junto com a pitada de *curry*. Quando estiver no ponto, juntar os tomatinhos cereja até que comecem a se desmanchar. Juntar imediatamente a mussarela de búfala, até começar a derreter. Acertar o sal e jogar o molho por cima do macarrão.

Purê de abóbora com leite coco

Ingredientes

500 g de abóbora sem casca, cortada em cubos
2 colheres (sopa) de leite de coco
6 grãos de pimenta-do-reino
3 dentes de alho pequenos
Azeite de oliva a gosto
3 colheres (sopa) de alho poró cortado em anéis
2 colheres (sopa) de manteiga
Sal a gosto

Preparo

Cozinhar a abóbora com a água e o sal. Quando estiver macia, escorrer e reservar. Em outra panela, refogar o alho picado até dourar. No refogado, colocar a abóbora e mexer até formar um purê. Acrescentar a pimenta. Mexer de vez em quando para não grudar na panela. Enquanto isso, numa frigideira pequena, aquecer metade da manteiga e o azeite de oliva, e refogar os anéis de alho poró. Temperar com sal e reservar. Desligar o fogo da abóbora e só então incorporar o leite de coco (colocar o leite de coco antes pode tornar o prato um tanto amargo). Transferir para uma vasilha, coroar com o alho-poró refogado, e regar com a manteiga restante.

Quiabo com leite de coco

Ingredientes

1 coco verde
1 copo de água de coco
1 kg de quiabo
4 dentes de alho moídos
½ cebola picada
Azeite de oliva extra virgem a gosto
Salsinha a gosto
Coentro verde a gosto
Sal a gosto

Preparo

Picar o quiabo e refogar com alho e cebola. Bater em um liquidificador a polpa do coco e apenas 1 copo da sua água. Misturar ao quiabo refogado, com o fogo ainda alto, até evaporar um pouco do leite de coco. Quando estiver pronto adicionar a salsinha e o coentro. Servir quente.

Risoto de frango com coco

Ingredientes

2 garrafinhas de 200 ml de leite de coco *light*
1 e ½ xícara (chá) de arroz
1 dente de alho
3 colheres (sopa) de manteiga
200 ml de água de coco
300 g de frango cozido desfiado
1 xícara (chá) de ervilha pré-cozida
1 colher (sopa) de pimenta rosa
Sal e pimenta a gosto

Preparo

Dourar o alho bem picado na manteiga e refogar o arroz. Adicionar o leite de coco *light* e a água de coco e cozinhar por aproximadamente 20 minutos, sem mexer, até evaporar todo o líquido. Juntar a ervilha, o frango desfiado e misturar bem, com um garfo. Servir colocando a pimenta rosa para decorar os pratos.

Rende 4 porções.

Rolinhos de filé de tilápia ao molho de leite de coco

Ingredientes

1 kg de filé de tilápia
4 tomates maduros
3 pimentões coloridos
1 cebola
4 dentes de alho
Azeite de dendê (a gosto)
1 vidro de leite de coco
Farinha de trigo
Pimenta vermelha
Cheiro-verde
Limão
Sal

Preparo

Cortar o filé ao meio e temperar com o limão e o sal. Enrolar um a um e espetar o palito para prender. Empanar com farinha de trigo, fritar e retirar os palitos. Depois de fritar, colocar os rolinhos em uma travessa e reservar.

Do molho

Dourar a cebola picada e dois dentes de alho em um pouco de óleo. Colocar os pimentões (cortados em fatias) e refogar um pouco. Da pimenta vermelha, tirar as sementes, amassar e colocar na mistura também. Acrescentar o tomate e deixar apurar; em seguida, colocar um copo de água. Adicionar 2 colheres de azeite de dendê e o vidro de leite de coco. Despejar o molho na travessa até cobrir os rolinhos e salpicar com cheiro-verde.

Servir o peixe em um recipiente de barro e acompanhado de arroz branco.

A receita serve bem 4 pessoas; o filé pode ser também de outra espécie de peixe.

Salada com coco

Ingredientes

1 coco descascado e cortado em lascas
5 colheres (sopa) de maionese *light*
1 vidro grande de palmito em lascas
1 lata de creme de leite
1 vidro de mini-milho em conserva
5 maçãs sem casca e picadas

Preparo

Colocar todos os ingredientes secos em uma travessa rasa. À parte, misturar a maionese com o creme de leite e colocar os ingredientes secos por cima, mexendo suavemente.

Salada de salmão com molho de leite de coco

Ingredientes

1 colher (chá) de sal marinho
1 e ½ colher (chá) de pimenta em flocos

3 xícaras (chá), cerca de 150 g, de filés de salmão
Azeite de oliva para pincelar o peixe
2 colheres (sopa) de azeite de oliva extra virgem
2 e ½ xícaras (chá) de folhas (recomendo não usar alface americana para esta salada, pois fica "sem graça")
2 pepinos japoneses, fatiados com cortador de legumes ou mandolim
½ xícara (chá) de folhas de hortelã

Do molho de coco

½ xícara (chá) de leite de coco
1 e ½ colher (sopa) de suco de limão
1 colher (chá) de açúcar
Pimenta-do-reino moída na hora

Preparo

Misturar todos os ingredientes do molho e reservar. Num prato, colocar o sal e a pimenta seca em flocos; misturar. Passar os filés de salmão por esta mistura, um por vez. Reservar. Pôr os ingredientes restantes em uma saladeira. Reservar. Esquentar uma frigideira antiaderente, adicionar o azeite de oliva e cozinhar o salmão, começando com a pele virada para baixo, por quatro minutos de cada lado. A pele ficará bem crocante. Quando todo o salmão estiver pronto retirar, com um garfo, a "carne" do peixe, que sairá em pedaços. Colocar os pedaços de salmão na salada e regar com o molho.

Salada tropical com coco e abacaxi

Ingredientes

4 a 6 folhas de acelga picadas
8 folhas de alface crespa, rasgadas em pedaços
250 g de kani kama em cubos
2 cenouras grandes raladas
1 pepino sem casca em rodelas
1 fatia de melão cortado em cubinhos
3 rodelas de abacaxi cortadas em cubinhos
1 vidro de palmito em conserva
50 g de flocos de coco
50 g de queijo parmesão ralado
150 g de batata palha
Torradas para guarnecer

Do molho

1 garrafinha de 200 ml de leite de coco *light*
4 colheres (sopa) de azeite
Suco de 1 limão graúdo
10 folhas de hortelã picadas
Orégano, sal e pimenta-do-reino a gosto

Preparo

Numa travessa funda, colocar os ingredientes da salada e misturar bem. Polvilhar com flocos de coco e queijo parmesão. Misturar. Em uma pequena vasilha, preparar o molho misturando todos os ingredientes. Despejar sobre a salada e enfeitar com abacaxi, batata palha e fatias de torrada. Colocar algumas pedras de gelo por cima antes de servir.

Rende 8 porções.

Sopa de abobrinha com coco ao *curry*

Ingredientes

3 abobrinhas picadas (se forem orgânicas, pode ser com casca)
1 cebola média
1 colher (sopa) de manteiga
1 colher (sopa) de óleo de coco extra virgem
1 xícara (chá) cheia de coco fresco ralado (cerca de 100 g)
2 xícaras (chá) de caldo de frango caipira (caseiro)
1 colher (chá) de *curry* em pó
Sal e pimenta-do-reino a gosto

Preparo

Refogar a cebola na manteiga com óleo de coco até começar a dourar. Juntar a abobrinha e ir mexendo até começar a amolecer – cerca de 10 minutos. Juntar o coco ralado e o caldo de frango, baixar o fogo e cozinhar por cerca de 15 minutos na panela tampada, até que a abobrinha esteja bem mole. Acertar o tempero com sal, pimenta e uma colher (chá) de *curry* em pó. Deixar esfriar um pouco, bater no liquidificador até obter uma mistura homogênea e voltar para a panela para aquecer mais um pouco. Conferir o tempero.

REFERÊNCIAS BIBLIOGRÁFICAS

AGRIANUAL 2006: anuário da agricultura brasileira. *Coco-da-baía*. São Paulo: FNP Consultoria e Agroinformativos, p. 286-292, 2006. In: TODA Fruta. *Informes sobre a produção de coco*. 2006. Disponível em: <http://www.todafruta.com.br>. Acesso em: 12 jun. 2008.

BARROS, J. *Da Ásia de João de Barros dos feitos que os portuguezes fizeram no descubrimento, e conquista dos mares, e terras do Oriente*. Década Terceira. Lisboa: Régia Officina Typografica, 1777-1788. In: BIBLIOTECA Nacional Digital. Disponível em: <http://www.bnd.bn.pt>. Acesso em: 20 maio 2008.

CHA, Y. S.; SACHAN, D. S. Opposite effects of dietary saturated and unsaturated fatty acids on ethanol-pharmacokinetics, triglycerides and carnitines. *Journal of the American College of Nutrition*, v.13, n. 4, p. 338-343, ago. 1994.

CROSS, C. E. et al. Oxygen radicals and human diseases. *Annals of Internal Medicine*, n. 107, p. 526, 1987.

DAHLEN, G. H. et al. *Journal of Internal Medicine*, v. 244, n. 5, p. 417-424, nov. 1998.

FOOD Agriculture and Organization – FAOSTAT 2006. Disponível em: <htto://www.faostat.org.br>. Acesso em 23 jun. 2006. In: TODA Fruta. *Informes sobre a produção de coco*. 2006. Disponível em: <http://www.todafruta.com.br/todafruta/mostra_conteudo.asp>. Acesso em: 12 jun. 2008.

FERREIRA, J. M. S.; WARWICK, D. R. N.; SIQUEIRA, L. A. *Cultura do coqueiro no Brasil*. 2. ed. Aracaju: Embrapa, 1998. In: TODA Fruta. *Informes sobre a produção de coco*. 2006. Disponível em: <http://www.todafruta.com.br/todafruta/mostra_conteudo.asp>. Acesso em: 12 jun. 2008.

GARG, M. L. et al. *FASEB Journal*, 1988. v. 2, n. 4, p. A852.
OLIART ROS, R. M. et al. Meeting Abstracts, *AOCS Proceedings*, Chicago, IL, maio 1998.

HARGROVE, H. L. et al. Meeting Abstracts, *FASEB Journal*, v. 204, n. 1, p. A222, mar. 1999.

HARTMAN, D. Free radical theory of aging: role of free radicals in the origination and evolution of life, aging, and disease processes. In: LISS, A. R. *Free radicals, aging and degenerative diseases*. p. 3-50, 1986.

HIERHOLZER, J. C.; KABARA, J. J. In vitro effects on monolaurin compounds on enveloped RNA and DNA viruses. *Journal of Food Safety*, n. 4, p. 1-12, 1982.

ISSACS, C. E. et al. Inactivation of enveloped viruses in human bodily fluids by purified lipids. *Annals of the New York*. Academy of Sciences, n. 724, p. 457-464, 1994.

______. Antiviral effects of monolaruin. J AQA, v. 2, p. 4-6, 1987. In: Antiviral and antibacterial lipids in human milk and infant formula feeds. *Archives of Disease in Childhood*. n. 65, p. 861-864, 1990.

KABARA, J. J. The pharmacological effects of lipids. *The American Oil Chemists Society, Champaign*, IL, 1978. p. 1-14. In: Cohen, L. A. et al. *Journal of the National Cancer Institute*, n. 77, p. 43, 1986.

_______. Antimicrobial agents derived from fatty acids. *Journal of the American Oil Chemists Society*, n. 61, p. 397-403, 1984.

KHOSLA, P.; HAYES, K. C. *Journal of the American College Nutrition*. v. 15, p. 325-339, 1996. CLEVIDENCE, B. A. et al. *Arterioscler Thromb Vasc. Biol.*, v. 17, p. 1.657-1.661, 1997.

LAWSON, L. D.; KUMMEROW, F. Lipids. n. 14, p. 501-503, 1979. In: GARG, M. L. *Lipids*. v. 24, n. 4, p. 334-339, abr. 1989.

MOURA, J. I. L.; REBOUÇAS, T. N. H. *Coco: produção e mercado*. Vitória da Conquista, BA: DFZ/UESB, 1999.

SÃO JOSÉ, A. R.; SOUZA, I. V. B.; MOURA, J. I. L.; REBOUÇAS, T. N. H. *Coco: produção e mercado*. Vitória da Conquista, BA: DFZ/UESB, 1999. 238 p. In: TODA Fruta. *Informes sobre a produção de coco*. 2006. Disponível em: <http://www.todafruta.com.br/todafruta/mostra_conteudo.asp>. Acesso em: 12 jun. 2008.

WANG, L. L.; JOHNSON, E. A. Inhibition of Listeria monocytogenes by fatty acids and monoglycerides. *Applied and Environmental Microbiology*. v. 58, p. 624-629, 1992.

WATKINS, B. A. et al. Importance of Vitamin E in bone formation and in chrondrocyte function. *AOCS Proceedings*, Purdue University, Lafayette, IN, 1996.

______.; SEIFERT, M. F. Food Lipids and Bone Health. In: MCDONALD, R. E.; MIN, D. B. (Eds.) *Food Lipids and Health*. Marcel Dekker, Inc, New York. p. 101, 1996.

Sites interessantes sobre o coco

Brazil measures affecting desiccated coconut. European journal of international law
http://www.ejil.org/journal/Vol9/No3/sr4.html

Central plantation crops research Institute Kerala, India
http://www.cpcri.nic.in/

CGIAR Research
http://www.cgiar.org/areas/coconut.htm

Cirad – Coconut programme
http://www.cirad.fr/presentation/en/program-eng/coconut.shtml

Coconut
http://www.botgard.ucla.edu/html/botanytextbooks/economicbotany/Cocos/

Coconut – The web guide to the tropical world
http://www.coconut.com

Coconut (*Cocos nucifera L.*)
http://www-ang.kfunigraz.ac.at/~katzer/engl/Coco_nuc.html

Coconut (in East Africa)
http://www.newafrica.com/agriculture/eastafrica/coconut.asp

Coconut (Niu) – Maui Hawaii culture and history
http://www.maui-activities.com/coconut.htm

Coconut (Philippine Council for Agricultural, Foresty & Natural Resources Research & Development)
http://www.pcarrd.dost.gov.ph/commodities/crd/coconut/coconut_index.html

Coconut Activities – South Pacific Commission
http://www.spc.org.nc/cis/coconuts.htm

Coconut Blog: news, notes, and dispatches from wherever coconuts grow
http://www.coconut.com/blog

Coconut Coco
http://www.vivabrazil.com/coconut_coco.htm

Coconut Literature Database ICAR
http://164.100.100.26/index.htm

Coconut Time Line
http://www.geocities.com/harriesjh/cocotimeline.html

Coconut-Info: health benefits of coconut oil and coconut water
http://coconut-info.com

Cocos nucifera L. Source: James A. Duke. 1983. Handbook of Energy Crops. Unpublished
http://www.hort.purdue.edu/newcrop/duke_energy/Cocos_nucifera.html#References

COGENT – Coconut genetic resources network
http://www.ipgri.cgiar.org/networks/cogent/index.htm

IPGRI-COGENT – Coconut photo gallery
http://www.ipgri.cgiar.org/networks/cogent/gallery.htm

The mystery of the coconut palm's place of origin
http://www.bancadigermoplasma.it/the_coconut_palm/

The tree of life – Coconuts and Copra
http://www.ms-starship.com/star.htm

LEIA TAMBÉM...

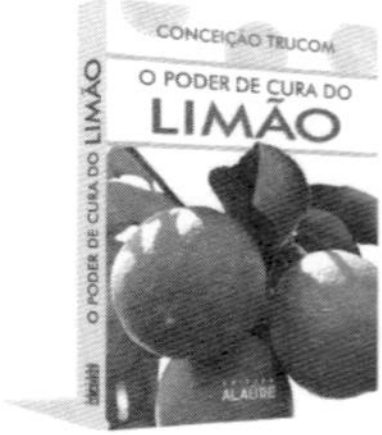

10 X 15 cm
200 páginas

O PODER DE CURA DO LIMÃO

Conceição Trucom

O poder de cura do limão *é um guia de Medicina caseira que todo lar deve ter. Um alimento natural, acessível a todos, disponível o ano todo e que pode ser facilmente utilizado em diversas técnicas terapêuticas de prevenção e tratamento de várias doenças. O limão – polpa e casca – é um alimento ímpar da natureza porque sua composição lhe confere propriedades múltiplas como: fortalecer ossos, órgãos e sistemas; ativar a circulação e o sistema imunológico, entre outros. Você se surpreenderá ao conhecer todo o potencial de cura que esta fruta nos oferece.*

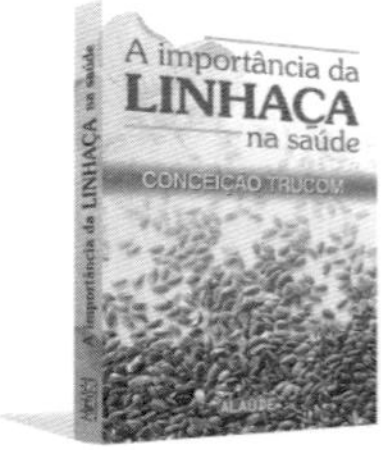

10 X 15 cm
152 páginas

A IMPORTÂNCIA DA LINHAÇA NA SAÚDE

Conceição Trucom

Este livro traz um estudo detalhado das propriedades nutracêuticas da linhaça, importante alimento para a conquista do equilíbrio orgânico, eficiente na prevenção de diversas doenças e no tratamento de alguns quadros de deficiência hormonal. Esta semente nobre proporciona energia sem aumentar o peso de quem a consome, além de ativar o sistema imunológico e prevenir contra o envelhecimento. Um livro para aqueles que estão em busca de uma vida mais saudável e acreditam que a natureza oferece saúde em abundância.

LEIA TAMBÉM...

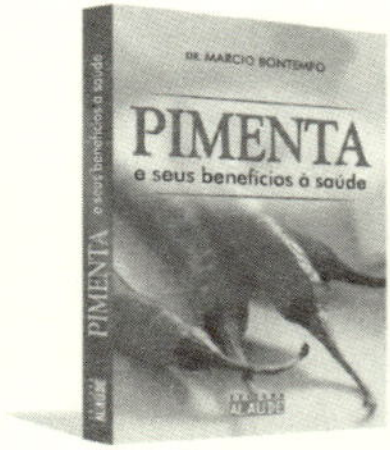

10 X 15 cm
152 páginas

PIMENTA E SEUS BENEFÍCIOS À SAÚDE

Dr. Marcio Bontempo

Você sabia que a pimenta, aquele condimento de sabor picante, traz diversos benefícios à saúde?
Na realidade, o poder nutricional e medicinal fazem da pimenta um alimento muito saúdavel. Seu sabor ardente deve-se a uma substância com propriedades analgésicas e energéticas. Além de informações sobre suas aplicações medicinais, este livro apresenta algumas receitas nas quais a pimenta é o principal ingrediente, assim você poderá apreciar o sabor inconfundível desta autêntica especiaria.

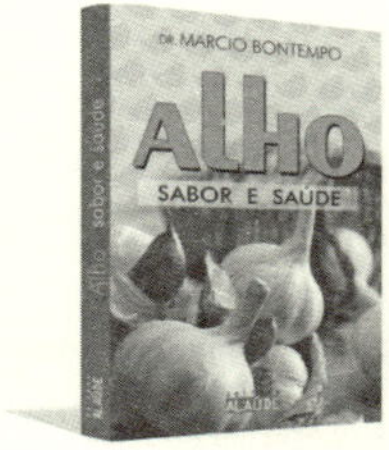

10 X 15 cm
152 páginas

ALHO - SABOR E SAÚDE

Dr. Marcio Bontempo

Não restam dúvidas acerca dos inúmeros benefícios do alho para a nossa saúde: é um antibiótico natural que combate muitas infecções, baixa o colesterol, protege o coração e favorece a circulação; é também um poderoso depurador e contém uma dose elevada de vitamina C, além de selênio – mineral antioxidante –, sendo ainda recomendado para o alívio de perturbações respiratórias. Conheça mais detalhadamente as indicações de seu uso no combate e prevenção de enfermidades, bem como os diversos benefícios que este alimento proporciona à sua saúde, além de aprender como escolhê-lo na hora da compra, como armazená-lo e como utilizá-lo para aproveitar melhor as suas propriedades em deliciosas receitas.

LEIA TAMBÉM...

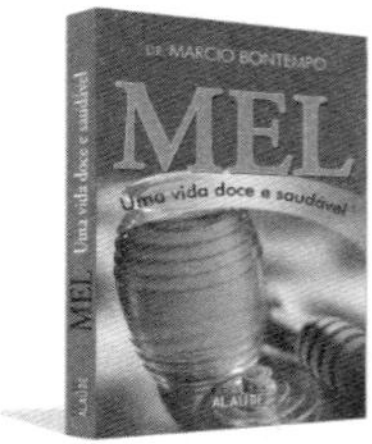

10 X 15 cm
152 páginas

MEL - UMA VIDA DOCE E SAUDÁVEL

Dr. Marcio Bontempo

Mel - Uma vida doce e saudável mostra as propriedades, curiosidades, benefícios para a saúde e indicações de uso do mel, seja ele puro ou combinado com outros elementos como gengibre, eucalipto, canela, etc. Um verdadeiro guia para aqueles que estão em busca de uma vida mais saudável e acreditam que a natureza oferece saúde em abundância. Estudos mostram que o mel também é um bom coadjuvante no tratamento de problemas pulmonares, da garganta, do coração e da visão, além de tonificar e rejuvenescer a pele e os músculos.

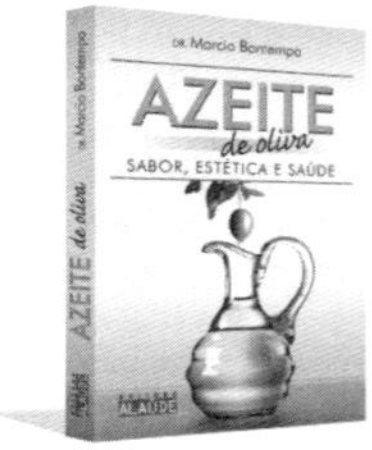

10 X 15 cm
152 páginas

AZEITE DE OLIVA - SABER, ESTÉTICA E SAÚDE

Dr. Marcio Bontempo

O azeite de oliva é um produto alimentar muito antigo, produzido a partir da prensagem de azeitonas. Azeite de Oliva – Sabor, estética e saúde *reúne informações sobre as propriedades, usos e aplicações do azeite de oliva na alimentação, no tratamento de disfunções, na estética e cosmética, na prevenção de doenças e na manutenção da saúde, mostrando por que o azeite tem sido tão recomendado na atualidade, e trazendo dicas de como utilizar esse saboroso alimento para ter uma dieta nutritiva, gostosa e muito saudável.*

LEIA TAMBÉM...

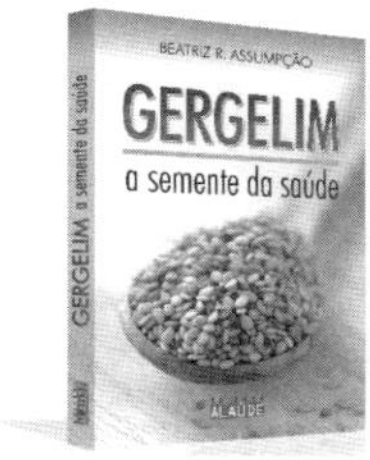

10 X 15 cm
152 páginas

GERGELIM - A SEMENTE DA SAÚDE

Beatriz R. Assumpção

O gergelim é muito valioso em termos nutricionais, pois contém proteínas com aminoácidos essenciais, carboidratos, vitaminas, diversos minerais, além de fibras e lipídios importantes na redução do colesterol do sangue, com propriedades anticancerígenas, antioxidantes e antibacterianas, componentes do tecido nervoso, e importantes na prevenção da arteriosclerose.

Mas o gergelim destaca-se mesmo por sua ação emoliente e laxante suave, pois umedece e lubrifica os intestinos e estimula o peristaltismo, evitando prisão de ventre, homorróidas e câncer de cólon. Agora é só abrir este livro e descobrir como usar os "mágicos" efeitos dessa verdadeira semente da saúde.

EDITORA ALAÚDE